Ellen Heidböhmer

Gesund mit

Bier

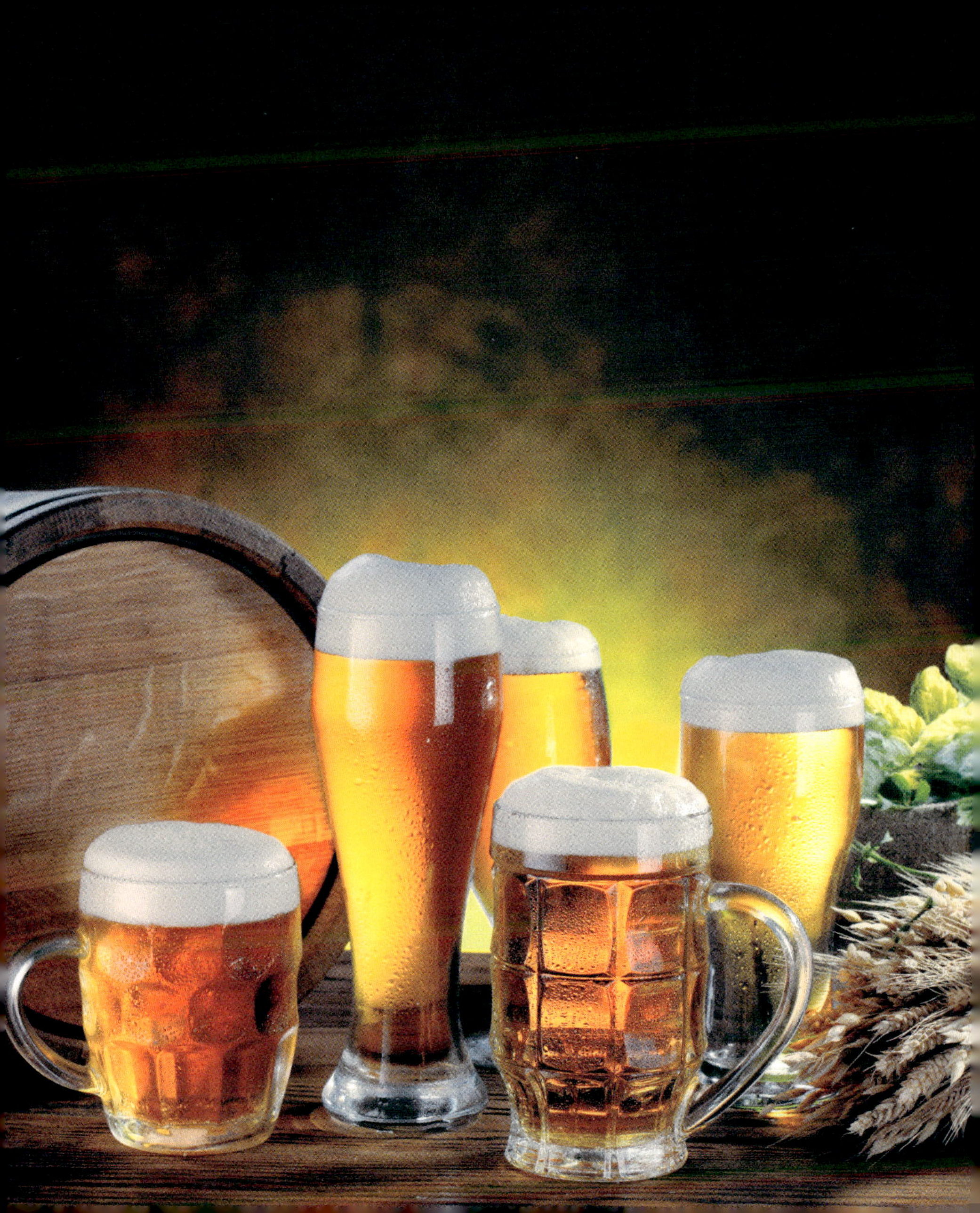

Ellen Heidböhmer

Gesund mit Bier

- Immunstärkend
- Äußerliche und innerliche Anwendungen
- Vitalisierend

HERBiG | *Hausapotheke*

Wichtige Hinweise
Die Wissenschaft ist ständig im Fluss. Die vorliegenden Informationen beruhen auf gründlicher Recherche der Autorin. Ziel des Buches ist es, die modernen Erkenntnisse der Ernährungsmedizin aufzuzeigen, wobei die Betreuung durch einen Therapeuten hiermit nicht ersetzt werden soll. Alle Empfehlungen und Informationen sind von Autorin und Verlag sorgfältig geprüft, dennoch kann keine Garantie übernommen werden. Jegliche Haftung der Autorin bzw. des Verlages und seiner Beauftragten für Gesundheitsschäden sowie Personen-, Sach- oder Vermögensschäden ist ausgeschlossen.
Für die Angaben zu den aufgeführten Produkten kann weder seitens der Autorin noch seitens des Verlages eine Gewähr übernommen werden. Der Leser sollte in jedem Fall seinen Therapeuten um Rat fragen, verordnete Medikamente nicht eigenmächtig absetzen und die Anwendung der hier genannten Präparate auf seinen speziellen Bedarfsfall vom betreuenden Therapeuten prüfen lassen.

FSC www.fsc.org
MIX
Papier aus verantwortungsvollen Quellen
FSC® C084279

Besuchen Sie uns im Internet unter:
www.herbig-verlag.de

Umschlaggestaltung: Wolfgang Heinzel
Coverfoto: Shutterstock
Satz: Buch-Werkstatt GmbH, Bad Aibling
Gesetzt aus der 9,5/13,5 Utopia
Druck und Binden: Finidr s.r.o.
Printed in EU
ISBN: 978-3-7766-2773-2

Inhalt

Vorwort

Er trank Bier – sieben Becher. Sein Geist entspannte sich, er wurde ausgelassen. Sein Herz war froh, und sein Gesicht strahlte.

Seit dieser Erwähnung im Gilgameschepos (siehe S. 9 f.) ca. 1800 vor Christus wurde dem Bier in zahlreichen Sprachen und in vielen Kulturen eine Fülle an Zitaten, Trinksprüchen, Gedichten und Liedern gewidmet – ein Zeichen dafür, welch großen Stellenwert das Bier in der Menschheitsentwicklung hat. Man kann sogar sagen: Die Herstellung von Bier ist eng verbunden mit der Geschichte der Menschheit und der Zivilisation. Bierbrauen und Backen gehören zu den ältesten belegten Tätigkeiten für die eigene Familie und für die soziale Gemeinschaft, erkennbar z. B. an diesem überlieferten Ausspruch eines Bäckers und Brauers: »Ich gewinn euch pier und prot, davon werden die wenglein rot.«

Auch in der Geschichte von Rumpelstilzchen findet sich der Zusammenhang: »Heute back ich, morgen brau ich, übermorgen hol ich der Königin ihr Kind.«

Dorfbewohnern und Stadtbewohnern gleichermaßen war das selbst gebraute Bier Getränk und Nahrungsmittel in einem.

Wussten Sie, dass das Brauen von Bier ursprünglich allein Aufgabe der Frauen war? Ein Sudkessel gehörte traditionell zur Mitgift. Im ländlichen Westfalen gab es diesen Brauch sogar noch bis ins 18. Jahrhundert hinein. Bier war sogar das erste Frachtgut, das von einer deutschen Eisenbahn befördert wurde: Am 11. Juli 1836 wurden 2 Fässer Lederer Bräu mit dem Adler, der

Dampflok der Bayerischen Ludwigsbahn, von Nürnberg nach Fürth transportiert.

Bier ist aber auch ein bewährtes Heil- und Schönheitsmittel, das mit der Zeit leider in Vergessenheit geraten ist. Vielleicht kennen Sie aus Ihrer Kindheit noch das warme Bier bei Erkältungen. Oder Sie wissen um die positive Wirkung von Bier auf Haut und Haare. Lassen Sie sich auf den folgenden Seiten inspirieren, Bier nicht nur als Getränk zu genießen, sondern es in seiner ganzen Vielseitigkeit zu nutzen. Ich wünsche Ihnen viel Freude mit den Anwendungen und Rezepten.

Juni 2015

Bier als Nahrungs- und Heilmittel

Historischer Abriss

Über den »Erfinder« des Bieres gibt es mehrere Geschichten:

- Im Gilgameschepos ist es Ninkasi, der eine Hymne als Biergöttin gewidmet ist.
- Für die Sumerer ist es Nin-Harra, die Fruchtbarkeitsgöttin.
- Die Ägypter schreiben dem göttlichen Geschwisterpaar Isis und Osiris die »Erfindung« des Bieres zu. Der griechische Historiker Diodorus Siculus (90–30 vor Christus) hielt fest, die Geschwister hätten 2017 vor Christus das Bier erfunden und in der Stadt Pelusium im Nildelta zuerst gebraut.
- Im Abendland heißt es, Gambrinus (eigentlich Gambrivius), Sohn eines germanischen Königs, habe Isis geheiratet und von ihr die Kunst des Brauens gelernt.

ca. 3500 vor Christus

Im Zweistromland (Mesopotamien) gibt es große Anbauflächen für Gerste und Emmer (Zweikorn), ein Spelzgetreide, das zur Gruppe der Weizenarten gehört.

Der Legende nach geht das erste Bier auf einen Zufall zurück: Gersten- und Emmerkörner wurden in Gefäßen ausgekeimt und dann wieder eingetrocknet. Bei Regen begann die Masse zu gären.

Tontäfelchen aus dem Zweistromland (Mesopotamien), die heute als sogenanntes *Monument Bleu* im Louvre ausgestellt sind, zeigen die Zubereitung von Opferbier für die Fruchtbarkeitsgöttin Nin-Harra sowie die Herstellung von Bier: Gerste und Emmer werden enthülst und befeuchtet. Die getrockneten und zermahlenen Keimlinge vermischt man mit Wasser zu einer Art Fladen, der zerbröckelt, verkocht und gewürzt wird. Dieses »Warmbier«, *Sikaru* genannt, tranken die Sumerer durch lange Saugröhrchen – vermutlich, damit Reste des ungefilterten Bieres nicht in den Mund gelangen. Jeder Sumerer hat Anspruch auf Bier. Die Frauen trinken Emmer-Bier mit Honig, Zimt und Gewürzen, die Männer ein herberes Gersten-Bier. Das Bierbrauen genießt hohes Ansehen. Der gesellschaftliche Status der Brauer entspricht beinahe dem von Priestern. Brauer sind vom Kriegsdienst befreit. Die Menschen bezahlen ihre Abgaben an die Götter in Form von Bier. Für die Bestattung eines Toten darf ein Priester laut Gesetz 3 Kannen Bier und 80 Brote verlangen.

ca. 3000 vor Christus
900 Flusskilometer südlich von Kairo gibt es eine Brauerei – deren Überreste werden 1988 von dem amerikanischen Anthropologen Jeremy Geller entdeckt.

ca. 2600 vor Christus
Die Arbeiter, die am Bau der ägyptischen Pyramiden mitwirken, werden mit Bier entlohnt: Jeder erhält 2 Krüge Bier und 3–4 Laib Brot pro Tag.

ca. 1800 vor Christus
Das Gilgameschepos, von dem einzelne Fragmente bis ins 24. Jahrhundert vor Christus zurückdatiert werden können, berichtet von dem wilden En-

2 Von entscheidender Bedeutung im Brauprozess: Die Überwachung von Temperatur und Gewicht

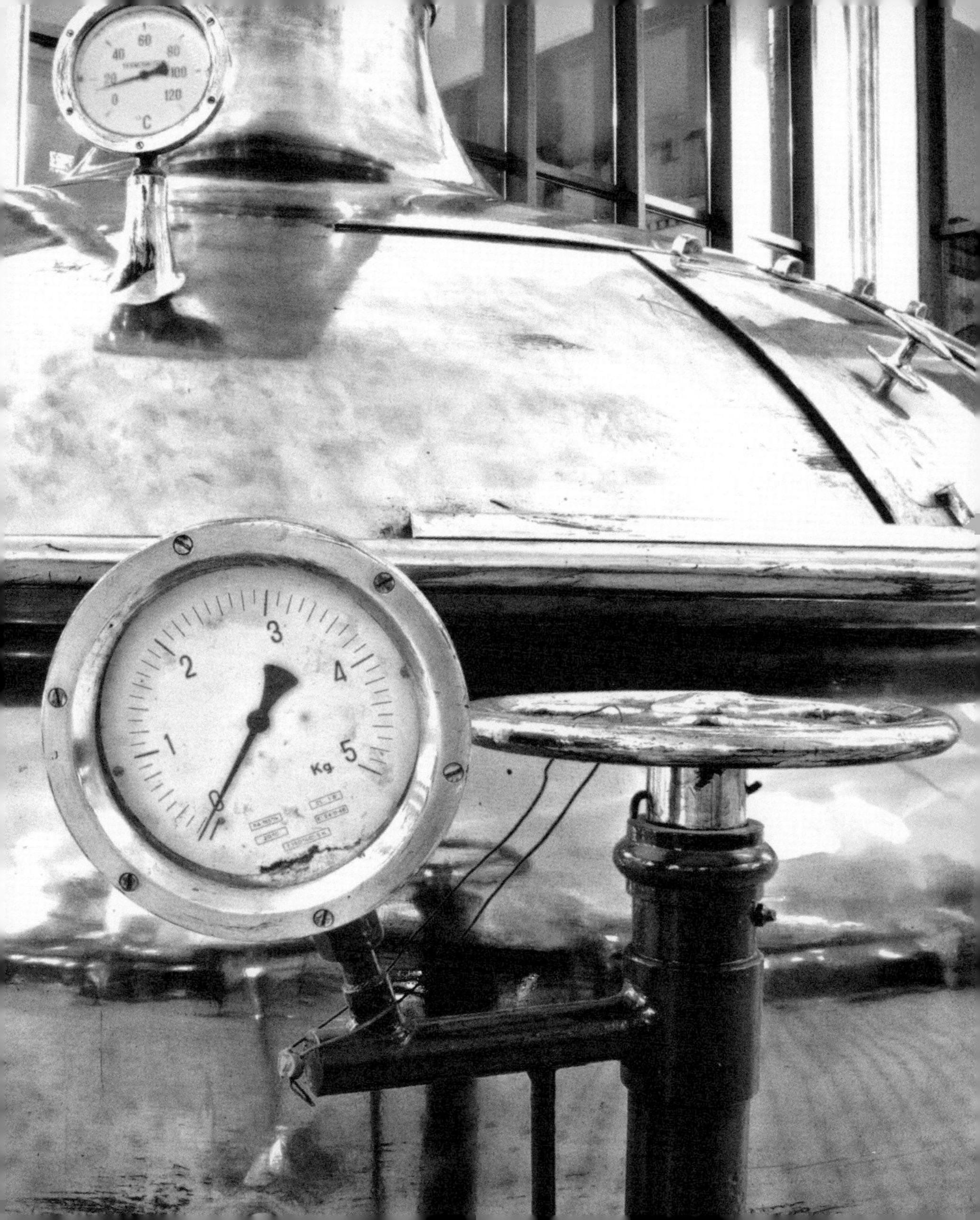
40 60 80 100 120 0 20
°C
0 1 2 3 4 5
Kg

kidu, einem zotteligen Wesen aus der Steppe, das durch Trinken von Bier und Essen von Brot zu einem aufrechten Menschen wird.

ca. 1700 vor Christus

In Babylonien sind etwa 20 Biere bekannt, darunter einige, die fast nur aus Emmer oder fast nur aus Gerste bestanden.

Der »Vorläufer« unseres Starkbieres ist das *Shecar,* ein Bier, das dem der Sumerer ähnelt, jedoch mehr Zucker und mehr Alkohol enthält und mit Datteln und Honig gewürzt wird. Der babylonische König Hammurabi (1728–1686 vor Christus) erschafft die erste Gesetzessammlung der Welt, den *Codex Hammurabi,* darunter auch einige Biergesetze. Er ordnet an, dass jeder Babylonier eine tägliche Ration Bier erhalten soll, abhängig von seinem sozialen Stand. So stehen z. B. einem Arbeiter 2 Liter, einem Beamten 3 Liter und einem Oberpriester 5 Liter zu. Außerdem erlässt Hammurabi Qualitätsrichtlinien für die einzelnen Biere und legt die Preise fest. Das Zahlungsmittel für Bier ist die Gerste. Wer minderwertiges Bier verkauft, läuft Gefahr, in seinem eigenen Fass ertränkt zu werden.

7. Jahrhundert vor Christus

Es gibt Funde von Bieramphoren aus der Hallstattzeit (Ältere Eisenzeit, ca. 750–450 vor Christus) in Kasendorf bei Kulmbach. Sie gelten als der älteste Nachweis der Bierzubereitung in Deutschland.

5. Jahrhundert vor Christus

Archäobotanische Funde weisen darauf hin, dass in einer frühkeltischen Siedlung im heutigen Eberdingen-Hochdorf bei Ludwigsburg Gewöhnlicher Beifuß und Wilde Möhre als Gewürze beim Bierbrauen verwendet wurden.

3. Jahrhundert vor Christus
Im alten Griechenland gilt Bier als Getränk der armen Leute.
Der griechische Philosoph Aristoteles (384–322 vor Christus) stellt fest, dass Bier ein angenehmer Schlaftrunk ist.

ca. 55 vor Christus
Julius Caesar (100–44 vor Christus) bringt bei seinen Britannienfeldzügen das gallische Bier auf die Britischen Inseln.

ca. 40 vor Christus
Auch unter Königin Kleopatra (69–30 vor Christus) erhalten die Menschen eine tägliche Ration Bier, allerdings wird diese besteuert. Mit den Abgaben, so heißt es, soll die allgemeine Trunksucht bekämpft werden.

ca. 100 nach Christus
Der römische Schriftsteller Tacitus (58–120 nach Christus) bezeichnet in seinem Werk *Germania,* in dem das Leben der Germanen beschrieben wird, deren Bier als den fehlgeschlagenen Versuch, Wein herzustellen: »Als Getränk dient eine Flüssigkeit aus Gerste oder Weizen, in eine gewisse Ähnlichkeit mit Wein umgefälscht.«

768 nach Christus
Erste Hinweise auf Hopfen als Würz- und Haltbarkeitsmittel für Bier.

819 nach Christus
Im Klosterplan von Sankt Gallen, der frühesten erhaltenen und umfangreichsten Planung eines Baukomplexes aus dem Mittelalter, sind gleich 3 Brauereien eingezeichnet: Die Pilgerherberge braut *Conventus-Bier,* das aus dem dünnen Rest der Würze von Starkbieren besteht, vermischt mit frischem Hafermalz. Das Gästehaus braut *Cervisia-Bier,* das tägliche Haferbier der Mönche und Pilger. Die Mönche brauen *Celia,* ein kräftiges Bier, das dem Abt und hohen Gästen serviert wurde und das zu den Festtagen getrunken wurde.

ca. 1000 bis ca. 1800 nach Christus
Das Bierbrauen wird Sache der Klöster, die ersten Klosterbrauereien entstehen. Privates Brauen und Brotbacken wird verboten, u. a. weil die Gebäude dafür aus Holz sind und schnell abbrennen können. Es entstehen die ersten Gemeinschaftshäuser aus Stein zum Backen und zum Bierbrauen.

ab 1000 nach Christus
Im Mittelalter gehört Bier zu den Grundnahrungsmitteln von Erwachsenen und Kindern, auch deshalb, weil es oft kein sauberes Trinkwasser gibt. Die Armen trinken billiges Dünnbier mit wenig Alkohol und essen Biersuppe, die aus Bier und Brotscheiben und – wenn man hat – Butter und Kümmel zubereitet und dann gesalzen wird.
Von Mönchen gebrautes Bier erfreut sich wegen der guten Qualität zunehmender Beliebtheit in der Bevölkerung. Mönchen ist es erlaubt, bis zu 5 Liter Bier am Tag zu sich zu nehmen. Damit umgehen sie das kirchliche Fastengebot: Sie brauen einfach stärkeres Bier. Es gilt der kirchliche Grundsatz: *Liquida non frangunt ieunum – Flüssiges bricht das Fasten nicht.*

Bis heute wird die Fastenzeit in München übrigens als Starkbierzeit bezeichnet.

12. Jahrhundert
Von der Benediktinerin und Heilkundigen Hildegard von Bingen (1098–1179) stammt der Ausspruch »Cervisiam bibat!« – »Man trinke Bier!« In ihrem Werk *Causae et curae* (Ursache und Heilung von Krankheiten) lobt sie das Bier, »weil es die Regeneration fördert und den Leib kräftigt«. Vor allem schwermütigen Menschen empfiehlt sie das Bier als Heilmittel, weil es »den Mut hebt und zur Regeneration der Seelenkräfte beiträgt«.

Außerdem empfiehlt Hildegard, Bier statt Wasser zu trinken: »Wenn einer Durst hat, dann trinke er Bier (oder Wein), aber kein Wasser, denn Wasser hat keine Kraft.« Der Hintergrund war vielleicht zum Teil: Beim Bierbrauen wird das Wasser abgekocht und ist dann frei von Krankheitserregern.

13. Jahrhundert
Bremen ist die erste Stadt, die mit Bier handelt: Gewaltige Mengen an Bier werden von hier nach England, Belgien, Holland und Skandinavien geliefert.

13. bis 16. Jahrhundert
Die Hansestädte werden reich mit dem Brauen von und dem Handeln mit Bier. Im 16. Jahrhundert gibt es allein in Hamburg ca. 600 Brauereien, die pro Jahr ca. 25 Millionen Liter Bier brauen.

ca. ab dem 15. Jahrhundert
Bier wird als Grundnahrungsmittel für die Besatzung auf Überseeschiffen mitgeführt.

23. 4. 1516
Wilhelm IV., Herzog von Bayern, erlässt auf dem Landesständetag in Ingolstadt die Vorschrift, dass »allain Gersten, Hopfen und Wasser genommen und gebraucht sölle werden« zur Herstellung von Bier.
Von Hefe ist noch keine Rede – sie wird erst viel später von Louis Pasteur entdeckt (siehe 1870) und von Emil Christian Hansen isoliert (siehe 1881).

16. Jahrhundert
Für den Schweizer Arzt Paracelsus (1493–1541) ist Bier »eine wahrhaft göttliche Medizin«.

1620
Die Mayflower segelt von Plymouth/England zur Kolonie Virginia in Amerika. Der geplante Kurs, so heißt es, musste geändert werden, weil das Bier ausgegangen war.

ab 1648
Bier war über lange Zeit Sache der Norddeutschen. Die Menschen im Süden trinken lieber Wein. Doch als nach dem Dreißigjährigen Krieg (1618–1648) die Brauereien im Norden und die Weinberge im Süden zerstört sind, entwickeln die Bayern langsam eine Vorliebe für das Biertrinken.

1810
Das erste Oktoberfest wird auf der Theresienwiese in München gefeiert.

ca. 1870
Der französische Chemiker und Mikrobiologe Louis Pasteur (1822–1895) entdeckt einzellige Mikroorganismen, darunter den Hefepilz.

1871
Die erste Kältemaschine wird von dem deutschen Ingenieur und Erfinder Carl von Linde (1842–1934) entworfen. Untergärige Biere können nun dank dieser Erfindung unabhängig von der Jahreszeit und von den Außentemperaturen hergestellt werden.

1881
Dem dänischen Botaniker Emil Christian Hansen (1842–1909) gelingt als Erstem die Isolation einer einzelnen Bierhefezelle und deren Vermehrung in Reinzucht.

ab ca. 1900
Brauereien verwenden Hopfen bei der Bierherstellung.

ab 1906
Das bayerische Reinheitsgebot für untergäriges Bier gilt für alle Länder des damaligen Deutschen Reiches.

Wissenswertes und Kurioses

Alte Biernamen in Deutschland

Der deutsche Pädagoge und Germanist Karl Friedrich Wilhelm Wander (1803–1879) stellt in seinem *Deutsche Sprichwörter-Lexikon* fest: »Es war zu jener Zeit Brauch, die Biere der verschiedenen Ortschaften durch sonderbare Namen, zum Teil durch deren Wirkung veranlasst, zu bezeichnen.« Der Hintergrund für die folgenden Biernamen ist leider nicht überliefert. Vielleicht überlegen Sie bei einem guten Glas Bier mit Freunden, welche Geschichten dahinterstecken könnten? Die Namen sind dem 1839 erschienenen Buch *Sprachvergleichendes Wörterbuch der deutschen Sprache* von Jacob Heinrich Kaltschmidt entnommen, einem deutschen Sprachwissenschaftler und Lexikografen (1799–1872).

Auweh – Lützerode
Filz – Magdeburg
Klatsch – Jena
Kloßmilch – Bautzen (Ostsachsen)
Kuhschwanz – Böhmen
Pruse Puse – Wollin (Polen)
Schlung – Erfurt
Schrapel – Eisleben

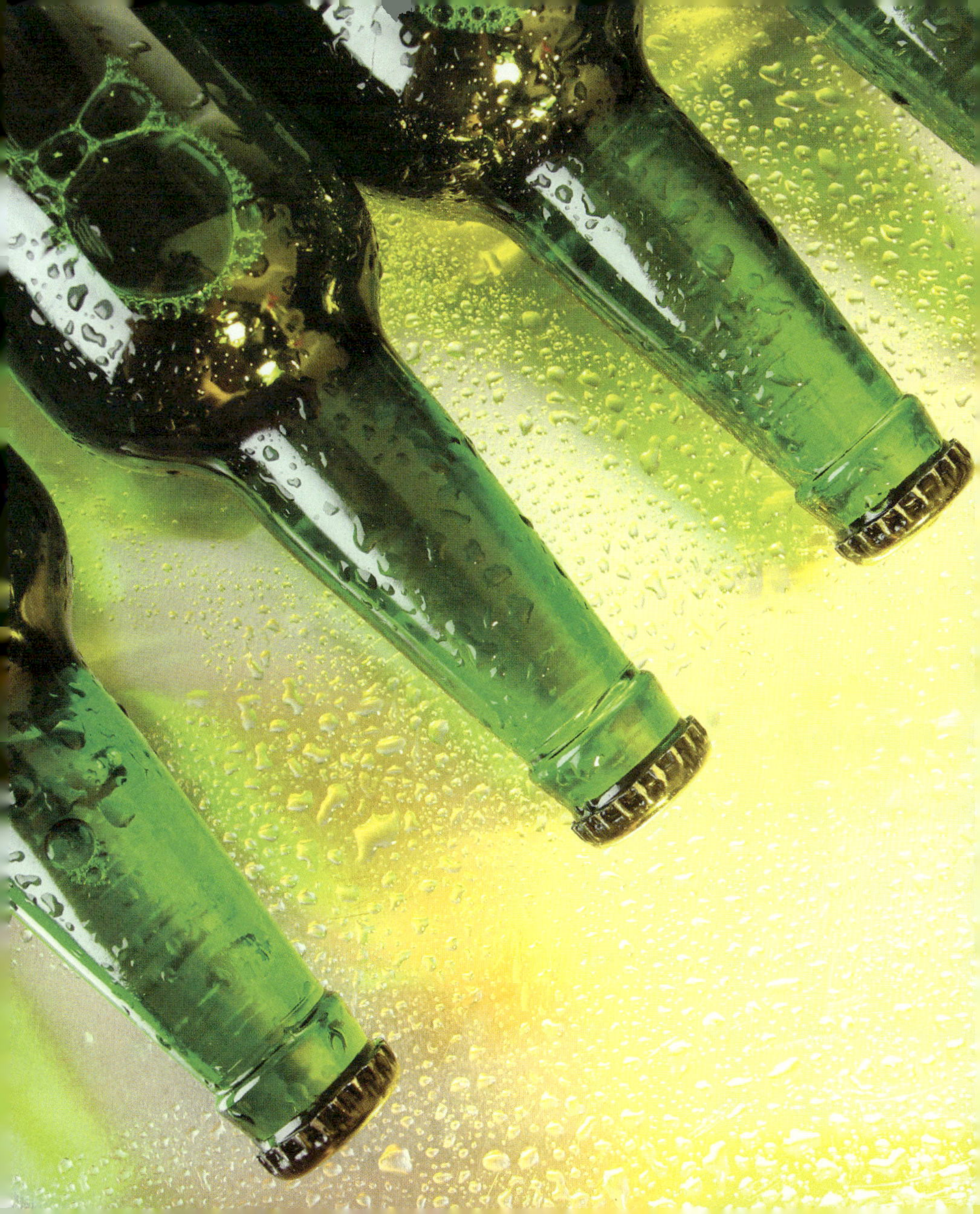

Hätten Sie's gewusst?

Deutschland
gehört im internationalen Vergleich zu den Spitzenreitern, was den jährlichen Bierkonsum pro Kopf angeht. Hier gibt es mehr als 6000 verschiedene Biere.

Das stärkste Bier wird in Gunzenhausen in Franken gebraut. Es trägt den Namen *Schorsch-Weltmeisterbock* und hat einen Alkoholgehalt von 57 %. Es wird in exklusiver Kleinauflage gebraut und in Keramikflaschen mit Siegelwachs von Hand versiegelt. Der Braumeister nummeriert und signiert die Flaschen von Hand.

Weizen
durfte früher nicht zum Bierbrauen verwendet werden, weil er den Bäckern vorbehalten war.

Bier in grünen Flaschen
wird schneller schal als das in braunen Flaschen, da das grüne Glas im Gegensatz zum braunen lichtdurchlässig ist.

Der Bierbauch
kommt nicht vom Biertrinken. Das kalorienärmste Bier (Weißbier leicht) hat mit 25 kcal pro 100 ml weniger Kalorien als Apfelsaft. Der Gerstensaft regt allerdings den Appetit an, was dann eventuell zu einem Bierbauch führen kann.

In der finnischen Volksdichtung
sind über 400 Verse allein dem Bier gewidmet.

Eine englische Studie zum Biertrinken
hat herausgefunden, dass 93 000 Liter Bier jährlich in Bärten verschwinden.

Die Angst vor dem leeren Glas
hat einen wissenschaftlichen Namen: Cenosillicaphobie.

Steckbriefe der bekanntesten Biere

In diesem Kapitel erhalten Sie viele Informationen über die in Deutschland bekanntesten Biere: vom Alkohol- und Stammwürzgehalt über die Bierpflege bis zur Herkunft und Geschichte.

Zur Erklärung vorneweg

Stammwürze

Stammwürze bezeichnet den Anteil an gelösten Stoffen im Biersud, bevor dieser vergoren wird. Dazu gehören Eiweiße, Vitamine, Mineralien, Aromastoffe und Malzzucker. Ein Stammwürzgehalt von 14 % z. B. bedeutet: In 1 kg Bierwürze müssen vor dem Gären 140 g Extrakt enthalten sein. Die Einheit für den Stammwürzgehalt ist g/100 g oder auch °P, Grad Plato, benannt nach dem deutschen Chemiker Fritz Plato (1858–1938).

Kleiner Überblick über den Brauprozess

Schroten (ca. 20–45 Minuten)
Das Braumalz wird in der Schrotmühle gemahlen. Für untergärige Biere darf nur Gerstenmalz verwendet werden, für obergärige auch Malz von Dinkel, Roggen oder Weizen.

Maischen (ca. 2 ½ Stunden)
Im Maischbottich wird das Malz mit Wasser zur sogenannten Maische vermischt und erhitzt. Während dieses Prozesses wird die im Malz enthaltene Stärke zu Malzzucker abgebaut. Am Ende besteht die Maische aus einer wässrigen Mischung gelöster Stoffe (Würze) und ungelöster Stoffe (Treber).

Abläutern (ca. 3 Stunden)
Im Läuterbottich werden Würze und Treber getrennt. Der Treber wird in der Landwirtschaft als Futtermittel verwendet. Die Würze fließt aus dem Läuterbottich in die Würzpfanne.

Würze kochen (ca. 1 Stunde)
In der Würzpfanne wird die Würze unter Zugabe von ca. 18–40 mg Hopfenbitterstoffen pro Liter gekocht.

Whirlpool (ca. 30 Minuten)
Mit hoher Geschwindigkeit wird die Würze in einen Whirlpool gepumpt. Ihre schweren Bestandteile sinken zu Boden und formen in der Mitte des Gefäßes den sogenannten Heißtrubkegel. Als Trub bezeichnet man Eiweißverbindungen und Hopfenharze, die beim Kochen der Würze ausgeschieden werden.

Kühlen (ca. 1 Stunde)
Im Würzekühler wird die Würze mit Wasser bzw. Eiswasser heruntergekühlt und anschließend in den Gärtank gepumpt.

Gärung (bis zu maximal 3 Monaten)
Durch Zugabe von Hefe wird die abgekühlte Würze zum sogenannten Jungbier vergoren.

Lagerung (bis zu maximal 3 Monaten)
Der Geschmack des Bieres rundet sich ab, die Kohlensäure wird gebunden und das Bier wird klar.

Filtration
Eiweißverbindungen, Hopfenharze und Hefereste werden ausgefiltert.

Abfüllung
Die Abfüllung erfolgt in der Regel vollautomatisch. Eine Ausnahme bildet z. B. die Gose, die von Hand in Flaschen abgefüllt wird.

Obergärige: Altbier, Gose, Kölsch, Weizenbier

Alt(bier)

Name: Der Name Alt bedeutet, das Bier wird auf alte Art, also obergärig, hergestellt.

Gattung: Vollbier

Charakteristik
Ein Bier mit Hopfenbetonung, das vor dem Abfüllen ins Fass oder in die Flasche klar gefiltert wird (daher die Bezeichnung blankes Bier), mit verhältnismäßig wenig Kohlensäure und mit sahnigem Schaum.

Geschmack: große Bandbreite – süß, brauseähnlich, erfrischend herb, aromatisch, süffig, stark malzig, ausgeprägte Hopfenbitternis

Farbe: dunkel bernsteinfarben

Stammwürze: 11–13 %

Alkoholgehalt: ca. 4,8 %

Bierpflege
Alt wird getrunken aus zylindrischen 0,2 l-Gläsern oder aus Altbierpokalen, häufig vom Fass ausgeschenkt.
Die ideale Trinktemperatur liegt bei 8–10 °C.

Herkunft
Altbier kommt ursprünglich aus dem Regierungsbezirk Düsseldorf. Das wird sehr genau genommen: Der Bezirk grenzt im Norden an den Regierungsbezirk Münster, im Nordwesten an die niederländische Grenze, im Westen an die niederländische Grenze, im Süden an den Regierungsbezirk Köln und im Osten an den Regierungsbezirk Arnsberg.

Geschichte

Altbier hat seinen Ursprung in Westfalen nach dem 30-jährigen Krieg (1618–1648). Damals wurde es noch nicht mit Hopfen gewürzt, sondern mit Kräutern, u. a. mit Rosmarin.

Bis weit ins 19. Jahrhundert hinein war Altbier die einzige Biersorte, die in dieser Region überhaupt hergestellt wurde.

Das Brauverfahren, für das keine Kühlung benötigt wird, und das direkte Zapfen vom Fass sind bis heute gleich geblieben.

Besonderheiten

- Altbier ist das am Weitesten verbreitete obergärige Bier in Deutschland. In Düsseldorf und am Niederrhein gilt es als ein Stück gelebte Identität.
- Altbier wird am besten jung getrunken.
- Brauhaus-Kellner bringen immer wieder neues Altbier, wenn man ihnen nicht sagt, dass man keins mehr will.
- Dem Altbier wurde sogar ein Lied gewidmet: Hans Ludwig Lonsdorfer, genannt *Halulo* (gestorben 1984), hat es 1978 in Düsseldorf eingespielt und selbst gesungen. 1978 wurde es vom Fernsehpublikum zum besten Karnevalslied der Saison gewählt. 1986 veröffentlichten die *Toten Hosen* eine Coverversion auf ihrem Album *Damenwahl.*

Anekdote

Beim Westfälischen Frieden nach dem 30-jährigen Krieg bekam ein italienischer Kardinal in Münster ein Altbier serviert. Sein Kommentar: »Fügt noch etwas Schwefel hinzu, und der Höllentrank ist fertig!«

Gose

Name: vermutlich abgeleitet von dem kleinen Fluss Gose in Goslar, aus dem bereits im Mittelalter das Wasser für die Herstellung von Bier kam.

Gattung: Harzer Urbier

Charakteristik
Die Gose gehört zu den ältesten Biersorten der Welt. Ihr besonderer Geschmack und das typische Prickeln entstehen durch den Zusatz von Kochsalz und Koriander sowie durch einen hohen Anteil an Milchsäure.

Geschmack: säuerlich, leicht salzig

Farbe: naturtrüb, goldfarben

Ähnlichkeiten mit der Berliner Weiße, dem Lichtenhainer Bier und der belgischen Geuze.

Stammwürze: 10,8 %

Alkoholgehalt: 4,5 %

Bierpflege
Spezielle Gosegläser gibt es nicht. Wegen ihres erfrischenden Geschmacks wird die Gose gern im Sommer getrunken.

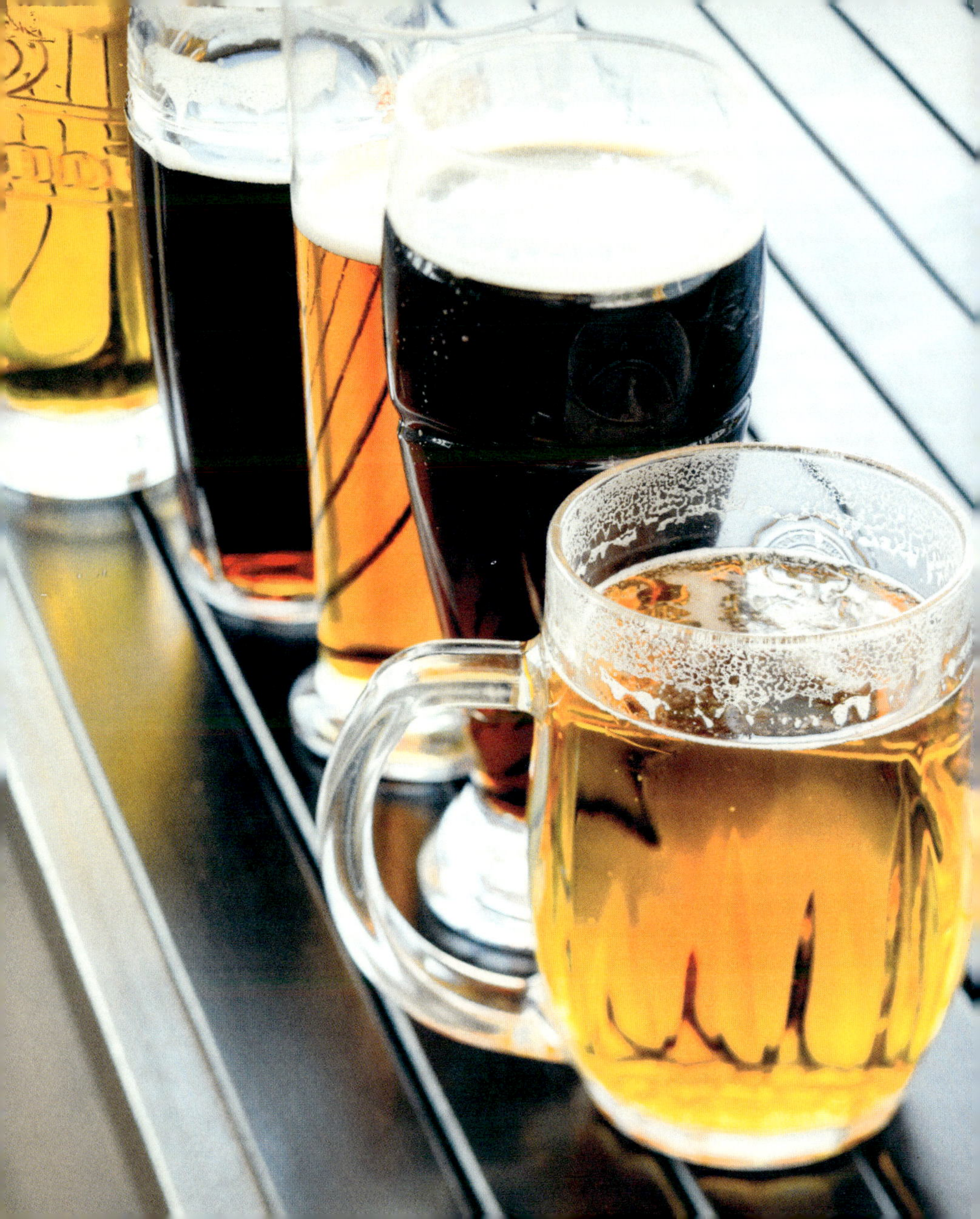

Herkunft: Goslar

Geschichte

Aus dem Jahr 1332 stammt der älteste erhaltene schriftliche Nachweis über die Gose. Die gute Qualität dieses Bieres ist bereits bekannt.

Im 14. Jahrhundert bezieht die Hansestadt Hamburg regelmäßig Gose aus Goslar.

Bis zum Ende des 16. Jahrhunderts ist die Gose im gesamten Harz verbreitet.

Ab dem 17. Jahrhundert liegt der Schwerpunkt der Goseherstellung in Anhalt.

Wegen rückläufiger Verkaufszahlen und wegen der Problematik der Spontangärung beschließt der Rat der Stadt Goslar 1826, die Herstellung von Gose zu beenden.

Um 1900 ist die Gose das meistgetrunkene Bier in Leipzig, das sich selbst als Gose-Stadt bezeichnet.

1985 lässt der Leipziger Hochschullehrer und Designer Lothar Goldhahn die Gose wieder aufleben. Seit der Wende ist sie in Leipzig wieder beliebt.

Besonderheiten

- Gose wird in lange Flaschen mit engem Hals abgefüllt, in dem sich nach und nach die Hefe sammelt, hart wird, als natürlicher Pfropf die Flasche verschließt und Kohlensäure im Bier anreichert.
- Gose wird als Jungbier an Wirte ausgeliefert und gärt kräftig nach.
- Gose entspricht nicht dem deutschen Reinheitsgebot.
- 2014 wurde die Gose unter die besten 100 Biere der Welt gewählt.

Kölsch

Name: Abgeleitet von Köln (siehe auch unter Besonderheiten)

Gattung: Vollbier

Charakteristik
Bier mit ausgeprägter Hopfennote, mit haltbarem Schaum, relativ hoch vergoren, sehr bekömmlich

Geschmack: mild, feinherb

Farbe: strohgelb bis goldfarben

Stammwürze: ca. 11,3 %

Alkoholgehalt: ca. 4,8 %

Bierpflege
Kölsch wird traditionell in der sogenannten Stange serviert: einem hohen, schlanken 0,2 l-Glas.
Die ideale Trinktemperatur liegt bei 8–10 °C.

Herkunft/Verbreitung

Für Kölsch gibt es einen rechtlich definierten Herkunftsschutz: Es darf nur in Köln bzw. von Brauereien hergestellt werden, die Mitglied im Kölner Brauereiverband sind.

Geschichte

Die Geschichte des Kölsch lässt sich zurückdatieren bis ca. 1170. Zu der Zeit wird ein Brauer (bruere) auf dem Eigelstein erwähnt, eine Straße in der Kölner Altstadt-Nord.

Seit dem Jahr 1250 gibt es das Kölner Brauamt, eine Standesvertretung der Kölner Brauer. Seit Anfang des 15. Jahrhunderts wird dem Kölsch Hopfen zugesetzt.

Besonderheiten

- Die sogenannte Kölsch-Konvention von 1985 legt fest, welches Bier sich Kölsch nennen darf.
- In Kölner Brauhäusern duzt der Köbes (der Kellner), eine Kölner Institution, seine Gäste, erzählt Anekdoten und bringt unaufgefordert jedem ein neues Glas Kölsch, der nicht einen Bierdeckel auf sein Glas legt.
- Zum Kölsch isst man gern »kölsche Nationalgerichte« wie *Kölschen Kaviar* (Blutwurst) und *Halve Hahn* (Roggenbrötchen mit einer dicken Scheibe mittelaltem Gouda, auf Wunsch mit Zwiebeln).

Weizenbier (auch Hefe- oder Weißbier)

Name
Ein Bier darf sich Weizenbier nennen, wenn es mindestens zur Hälfte aus Weizenmalz hergestellt ist.

Gattung: Vollbier

Charakteristik
Obergärige bayerische Spezialität, die in der Flasche nachgärt, mit vergleichsweise hohem Kohlensäuregehalt.

Geschmack: spritzig, fruchtig, würzig, nur wenig bitter

Farbe: kristallklar oder leicht trüb von der Hefe

Man unterscheidet zwei Typen Weizenbier:

- Das Hefeweizen (Hefeweißbier) entsteht durch Flaschengärung und wird nicht gefiltert.
- Das Kristallweizen (Champagnerweizen) wird gefiltert und von Schwebstoffen und Hefen befreit.

Inzwischen gibt es zahlreiche weitere Kategorien wie z. B. Dunkles Weizen, Exportweizen, Weizenbock und Weizendoppelbock.

Stammwürze: mindestens 11,5 %

Alkoholgehalt: 5,4 %

Bierpflege
Weizen wird aus einem speziellen Weizenbierglas getrunken: hoch und leicht geschwungen, mit verstärktem Boden.
Weizen gilt als typisches Sommerbier. Kristallweizen wird bei 7–8°C, helles Hefeweizen bei 8–10°C getrunken.

Herkunft: Bayern

Geschichte
Funde der sogenannten Kasendorfer Bieramphoren, in denen Reste einer Biermaische aus vergorenem Weizenschrot entdeckt wurden, datieren auf ca. 1800 vor Christus.
1520 lässt Ludwig X. von Bayern Weißbier für den gesamten Bayerischen Wald brauen.
Im 16. Jahrhundert sichert sich Maximilian I., Herzog von Bayern, durch das Verbot, Weißbier privat zu brauen, das Monopol für sein Weisse-Bräuhaus.
Der Herzog erschließt sich neue Geldquellen, indem er Münchner Wirten auferlegt, neben dem bürgerlichen Braunbier auch hochherrschaftliches Weizenbier auszuschenken. Wer dieser Auflage nicht folgt, dem wird das Wirtsrecht entzogen.
Im 18. Jahrhundert kann dieser »Weißbierzwang« nicht weiter aufrechterhalten werden, die Brauereien machen Verluste.
Bis in die 1960er-Jahre hinein stellen nur noch einige wenige Brauereien Weißbier her. Danach steigt die Produktion nur langsam wieder an.

Untergärige: Dortmunder Export, Pils(ener), Schwarzbier

Dortmunder Export (Dortmunder Bier, Dortmunder Helles)

Name
Der Name verweist auf die Herkunft des Bieres: die Stadt Dortmund. Exportbier war ursprünglich für den Export nach Übersee vorgesehen. Es ist stark eingebraut und hat einen relativ hohen Alkoholgehalt – Eigenschaften, die seine lange Haltbarkeit auf Überseetransporten garantieren. Der Name hat sich bis heute gehalten, obwohl der größte Teil des Bieres in Deutschland getrunken wird.

Gattung: Vollbier

Charakteristik
Export ist ein nicht stark gehopftes Bier mit Malzbetonung.

Geschmack: sehr aromatisch, vollmundig

Farbe: kräftig goldgelb

Stammwürze: mehr als 12 %

Alkoholgehalt: 5,5–6 %

Bierpflege
Dortmunder Export wird aus großen Rundgläsern, die ⅓ oder ½ Liter fassen, oder aus großen Krügen getrunken.
Die ideale Trinktemperatur liegt bei 7–9 °C.

Herkunft: Dortmund

Geschichte
Der Dortmunder Heinrich Wenker (1825–1905) hatte in München die untergärige Braumethode kennengelernt und setzte diese als erster Brauer in Dortmund ein. Die Geschichte des Dortmunder Exportbiers ist eng verbunden mit der Geschichte des Ruhrgebiets und der Stadt Dortmund. Diese war einst zweitgrößte Bierstadt der Welt, die hier ansässige Union-Brauerei war die größte in Europa. Export entwickelte sich nach dem Zweiten Weltkrieg schnell zum »ehrlichen Bier« der Arbeiter, Stahlbauer und Bergleute. Kumpel in Unterhemd und mit schwarzen Händen warben auf Plakaten dafür, häufig fanden sich Helm, Hammer und Zahnrad auf den Flaschenetiketten. Mit dem Aufkommen von Urlauben und Kuren im Sauerland in den 1970er-Jahren stieg das Interesse der Arbeiter an den dort üblichen leichteren Pilsener Bieren und führte schließlich zur sogenannten Pilswelle. In nur wenigen Monaten hatten die Pilsbrauereien den Biermarkt erobert.
Dem Sterben der großen Exportbrauereien folgte bald das Ende der Stahlindustrie. Dortmunds Ruf als Bierstadt verblasste, internationale Bierkonzerne übernahmen die Vorherrschaft.

Pils(ener)

Name
Der Name ist abgeleitet von der tschechischen Stadt Plzeň, deutsch: Pilsen.

Gattung: Vollbier

Charakteristik
Stärker gehopftes Bier mit feinem, sahnigem Schaum.

Geschmack: frisch-herb

Farbe: hellgold

Stammwürze: mindestens 11 %

Alkoholgehalt: ca. 4,8 %

Bierpflege
Pils wird in 2 Zügen in maximal 3 Minuten eingeschenkt.
Die ideale Trinktemperatur liegt bei 8 °C.

Herkunft
Pils stammt aus der böhmischen Stadt Plzeň.

Geschichte
Das ursprünglich in der böhmischen Stadt Plzeň gebraute Bier war von so schlechter Qualität, dass ein Braumeister aus Bayern geholt wurde, der die von seinem Vater entwickelte Rezeptur für ein untergäriges Bier mitbrachte. 1842 wurde es zum ersten Mal öffentlich ausgeschenkt. Es hieß zunächst *Bier nach bayerischer Brauart* und wurde später umbenannt in *Bier nach Pilsener Brauart.*

Besonderheiten
- Mit mehr als 55 % Anteil am gesamten Bierausstoß ist Pils das mit Abstand beliebteste Bier in Deutschland.

Schwarzbier

Name
Der Name leitet sich ab von der sehr dunklen Farbe.

Gattung: Vollbier

Charakteristik
Ein häufig malzbetontes Bier, dessen dunkle Farbe durch den Anteil sehr dunkler Malze (Brau- oder Röstmalz) entsteht.

Geschmack: vollmundig

Farbe: dunkelbraun bis schwarz

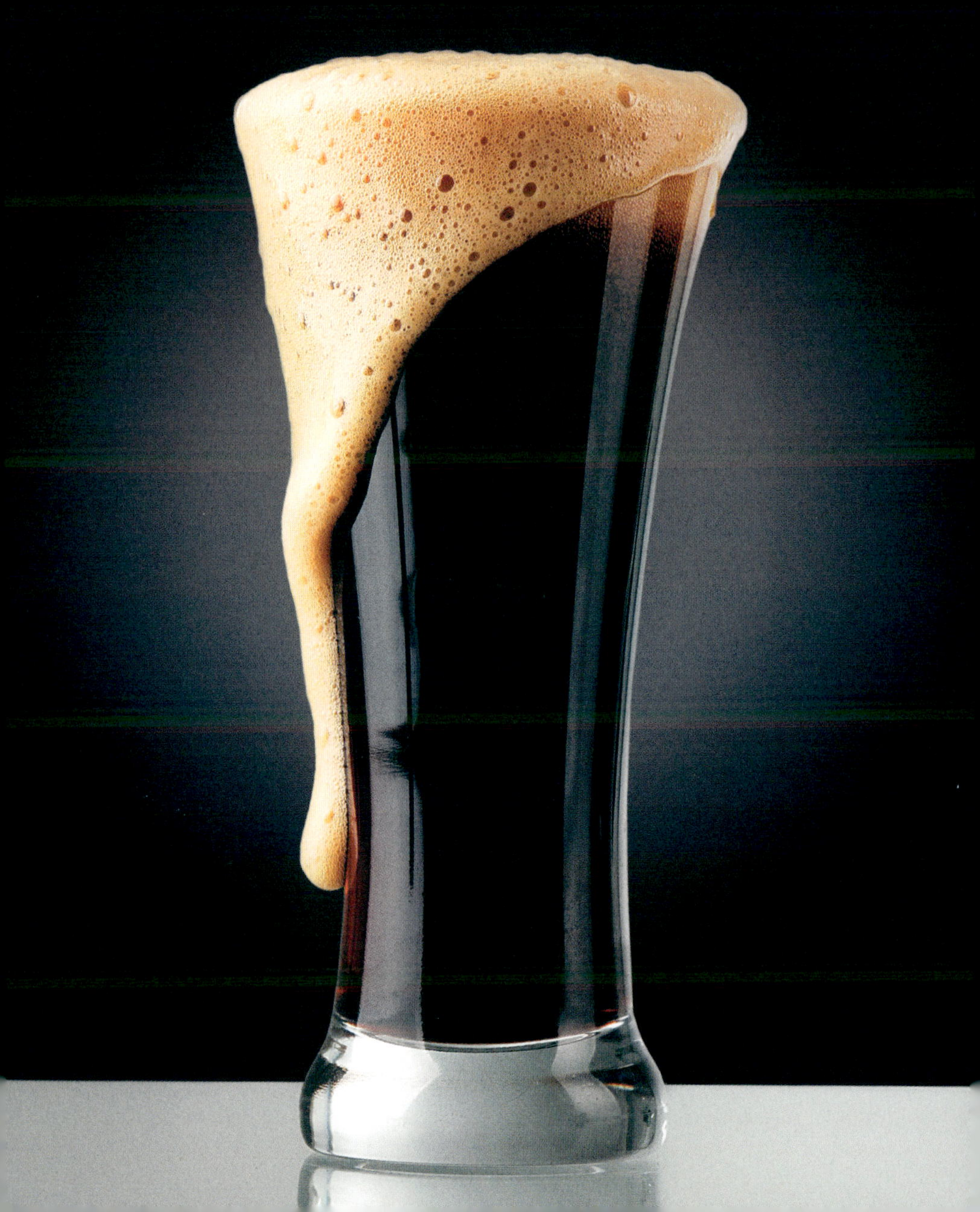

Stammwürze: mindestens 11 %

Alkoholgehalt: ca. 5 %

Bierpflege
Schwarzbier wird aus sogenannten Schwarzbierpokalen getrunken.
Die ideale Trinktemperatur liegt bei 8 °C.

Herkunft
Schwarzbier kommt aus Thüringen.

Geschichte
Das Schwarzbierbrauen ist seit 1543 in Thüringen belegt. Damals wurde es noch obergärig gebraut. In den neuen Bundesländern war Schwarzbier bis zur Wende ein Nischenprodukt. Der größte Teil der Produktion wurde nach Ungarn exportiert. Heute zählt Schwarzbier zu den kulinarischen Spezialitäten aus Ostdeutschland.

Starkbiere: Bockbier, Doppelbock

Name
Starkbier dürfen sich Biere nennen, die einen Stammwürzegehalt von mehr als 16 % und einen Alkoholgehalt von 6,5 % und mehr haben. Die Namen Starkbier und Bockbier sind in Deutschland gesetzlich geschützt.

5 Schaum läuft über, wenn die Schaumkrone im Glas nicht genug Platz hat, um sich auszudehnen.

Der Name Bockbier leitet sich ab von der Stadt Einbeck (siehe auch S. 41 Geschichte).

Die Bezeichnung *stark* bezieht sich nicht auf den Alkoholanteil, sondern auf die Konzentration der gelösten Stoffe (Stärke, Zucker, Eiweiße und Mineralstoffe.

Gattung: Starkbier

Charakteristik
Man unterscheidet zwei Sorten Starkbier: Bockbier und Doppelbock. Es sind stark eingebraute Biere mit hohem Stammwürzegehalt.

Geschmack: vollmundig, kräftiger Malzgeschmack, große geschmackliche Bandbreite.

Farbe: goldbraun, dunkelbraun

Bockbier ist ein Bier für besondere Gelegenheiten und als Spezialität überall in Deutschland bekannt.

Stammwürze
Bockbier: nicht unter 16 %
Doppelbock: mindestens 18 %

Alkoholgehalt:
Bockbier: 7 %
Doppelbock: mehr als 7,5 %

Bierpflege
Bockbier wird aus bauchigen Gläsern getrunken.
Die ideale Trinktemperatur liegt bei 8–10 °C.

Herkunft: Einbeck, Südniedersachsen

Geschichte
Um 800 wird das erste historisch überlieferte Starkbier in Sankt Gallen gebraut. Bockbier stammt aus Einbeck, einer ehemaligen Hansestadt. Die Menschen dort lebten vom Leinweben und vom Bierbrauen.
Ab dem 14. Jahrhundert wird das *Bier nach ainpöckischer Brauart* an zahlreiche Fürstenhäuser geliefert, ab ca. 1550 regelmäßig nach Bayern exportiert.
Ab 1614 braut ein aus Einbeck angeworbener Braumeister in Bayern den *Einbock.*

Besonderheiten
- Anfang März findet auf dem Nockherberg in München traditionell der Salvator-Anstich (Doppelbock-Anstich) statt, eine urbayerische Zeremonie. Die zweiwöchige Fasten-Starkbierzeit beginnt am 19. März (Josefstag, Josefi).

Anekdoten
Der Herzog von Braunschweig schickte Martin Luther 1521 ein Fass Einbecker Bier zum Trost und als Stärkung, als dieser vor den Reichstag in Worms zitiert wurde. Auch das Hochzeitsgeschenk der Stadt Wittenberg an Luther und seine Frau Katharina bestand aus Einbecker Bier. Im 17. Jahrhundert schickten Mönche ein Fass Starkbier nach Rom, um vom Papst zu erfahren, ob sie dieses während der Fastenzeit trinken dürften. Als das Bier nach 3 Wochen in Italien eintraf, war es sauer geworden. Der Papst war der Meinung, von diesem grässlich schmeckenden Getränk könnten die Mönche gar nicht zu viel zu sich nehmen, und erlaubte ihnen das Trinken von Starkbier.

Spezialbiere: Berliner Weiße, Craft Beer – Bier der Zukunft

Die Berliner Weiße

Name
Der Name zeigt die Herkunft: die Stadt Berlin. *Weiße* ist abgeleitet von *Weizen.* Der Name *Berliner Weiße* ist ein eingetragenes Markenzeichen.

Gattung: Schankbier. (Schankbier ist die Bezeichnung für ein Bier mit einem Stammwürzegehalt von 7 bis 10,9 %).

Charakteristik
Obergäriges, hopfenfreies Bier aus Gersten- und Weizenmalz

Geschmack: leicht säuerlich, spritzig, erfrischend
Der saure Geschmack entsteht durch einen zweiten Gärungsprozess mit Milchsäurebakterien und sogenannten Brettanomyces-Hefen. Diese enthalten Enzyme, die in den üblichen Brauhefen nicht vorkommen.

Farbe: dunkelgelb, leicht hefetrüb

Stammwürze: 7–8 %

Alkoholgehalt: ca. 2,8 %

Bierpflege
Berliner Weiße wird aus einem breiten Kelch mit einem Fuß getrunken, in den zunächst der Sirup gegossen wird.
Die ideale Trinktemperatur liegt bei 8–10 °C.

Herkunft: Berlin

Geschichte
Die Entstehung der Berliner Weiße soll sich folgendermaßen zugetragen haben: 1526 kehrte der aus Gronau im Hildesheimischen stammende Brauer Conrad Breihan von einem Aufenthalt in Hamburg zurück.
Einer seiner Versuche, das Hamburger Bier nachzuahmen, führte zur Entstehung eines weißen, süß schmeckenden Bieres, das aus Weizenmalz und etwas Gerstenmalz gebraut war. Dieses Bier wurde mit Zucker und Zitronensaft getrunken. Bekannt war es zunächst unter dem Namen *Hannöver-*

sches Broihan (der Brauer hatte sich in Stöcken im Hannoverischen niedergelassen).
Später gab es auch den *Halberstädtischen, den Quedlinburgischen* oder den *Hildesheimischen Broihan u. a.* Johann C. Leuchs schreibt in seiner *Vollständigen Braukunde, oder wissenschaftlich-praktische Darstellung der Bierbrauerei in ihrem ganzen Umfange und nach den neuesten Verbesserungen* aus dem Jahr 1831: »Der Broihan ist sehr kühlend, aber, da er keinen Hopfen enthält, auch wenig haltbar und macht Ungewohnten leicht Leibschmerzen.«
Brauer in Berlin entwickelten die Rezeptur weiter: Das *Berlinische Weitzenbier* schmeckte besser und war bekömmlicher als der Broihan. Im 17. Jahrhundert wurde es mit Kümmel oder Korn getrunken und war ein beliebtes Sommergetränk.

Besonderheiten

- Ursprünglich wurde die Berliner Weiße pur getrunken, von mehreren Personen gleichzeitig, aus wannen- oder zylinderförmigen 2-Liter-Gläsern, die ca. 1,5 kg schwer waren und mit beiden Händen angehoben bzw. gehalten werden mussten.
- Das Zusetzen von Himbeer- oder Waldmeistersirup ist ein Marketinggag aus den 1920er-Jahren, das Trinken mit dem Strohhalm ist seit den 1970er-Jahren bekannt.
- Die Berliner Weiße wird heute fast ausschließlich ohne Brettanomyces-Hefen hergestellt. Biertrinker, die den Unterschied kennen, bezeichnen die Brettanomyces-freie Version auch als »saures Pils«.

Bierspezialitäten aus aller Welt
Der folgende Kasten gibt einen kleinen Einblick in den Erfindungsreichtum bei der Bierherstellung in anderen Ländern.

China: Bier aus Bambussprossen
Dänemark: Weihnachtsbier mit Orangen, Zimt und Anis
Ghana: Bier aus Kokosnussextrakt und Kokosmilch
Japan: Gemüsebier mit Sellerie, Basilikum und Tomaten
Kanada: Bier mit natürlichem Brombeergeschmack
Südkorea: aus Reis gebrautes Bier
USA: Bier mit Schokolade und Donuts

Zukunftsperspektive Craft Beer

Der Name Craft Beer bedeutet »handwerklich hergestelltes Bier«. Dieser Trend entstand in den 1970er-Jahren in den USA, als Studenten auf der Suche nach einem qualitativ guten und gut schmeckenden Bier waren. Es gab damals in den USA nur sehr wenige, qualitativ mäßige, industriell gebraute Biere, die sich im Geschmack kaum voneinander unterschieden.
Die Studenten begannen, ihr eigenes Bier zu brauen. Diese Heimbrauer schlossen sich zu Mikrobrauereien zusammen und verkauften ihre Biere in ihren jeweiligen Bezirken.
In den USA liegt der Marktanteil der Craft Biere derzeit bei ca. 10 %.

Nicht nur in den USA, sondern auch in anderen Ländern ist eine Vielzahl innovativer Biere entstanden – ökologisch gebraut, mit alternativen Getreidesorten wie Dinkel, Einkorn oder Zweikorn (Emmer) und kräftigen Aromen. Handwerkliche Tradition, Fantasie und die Unabhängigkeit von Brauereikonzernen gehören zu den Idealen der Craft-Beer-Brauer. Ihre Biere haben eigenen Charakter und heben sich von der Masse ab.
In dem folgenden Kasten finden Sie einige Beispiele für Craft Biere.

BRLO Pale Ale aus Berlin
Hopfenintensives Orangenaroma

Camba Amber Ale
Fruchtiges Aroma von Kirschen und Zwetschgen

Kona Longboard Island Lager
Leichte Zitrusnote sowie Honig- und Karamellnoten

Propeller Nachtflug Imperial Stout (Alkoholgehalt 9,1 %)
Aroma von Kaffee, Karamell, Pflaume und Zartbitterschokolade

Die Bestandteile von Bier und ihre Wirkung

»Unsere Väter kannten nur Bier,
und das ist das Getränk,
das in unser Klima passt.«
Friedrich II., König von Preußen und gelernter Bierbrauer

Die Inhaltsstoffe im Einzelnen

1 Liter Pils enthält durchschnittlich:

Grundsubstanzen
Alkohol 50,7 ml
Kohlendioxid 5 g
Kohlenhydrate 28 g
Roheiweiß 5 g
Wasser 920,2 g

Mineralstoffe
Calcium 35 mg
Chlorid 174 mg
Kalium 518 mg
Magnesium 98 mg
Natrium 33 mg

Phosphor gesamt 319 mg
Sulfur (Sulfat) 168 mg

Spurenelemente
Eisen 0,12 mg
Kupfer 0,10 mg
Mangan 0,16 mg
Zink 0,06 mg

Vitamine
B1 (Thiamin) 29 µg
B2 (Riboflavin) 336 µg
B3 (Niacin) 7738 µg
B5 (Pantothensäure) 1490 µg
B6 Pyridoxin 619 µg

Quelle: Prof. Dr. Anton Piendl, Institut für Brauereitechnologie und Mikrobiologie der Technischen Universität München Freising-Weihenstephan

Bier hat ca. 8000 Inhaltsstoffe, darunter mehr als 400 Duftstoffe. Viele dieser Stoffe sind noch gar nicht vollständig erforscht. In diesem Kapitel erfahren Sie Wissenswertes über einige der wichtigsten Bestandteile des Bieres.

Zu über 90 % besteht Bier aus Wasser. An die Qualität des Brauwassers werden daher hohe Anforderungen gestellt – nicht nur aus geschmacklichen Gründen, sondern weil die im Wasser enthaltenen Mineralstoffe und Salze den Geschmack des Bieres erheblich beeinflussen. Erstere haben darüber hinaus Einfluss auf die Schaumbildung.

Der hohe Vitamin-B-Gehalt von Bier sorgt dafür, dass der Homocysteinspiegel im Blut gesenkt wird. Homocystein ist ein Zwischenprodukt im Eiweißstoffwechsel. Wenn der Körper nicht genügend B-Vitamine erhält, kann Homocystein nicht umgebaut und beseitigt werden. Dann wirkt es gefäßschädigend und ist mit einem höheren Herzinfarktrisiko verbunden.

Pflanzliche Inhaltsstoffe im Bier können die antioxidative Kapazität des menschlichen Bluts stark verbessern, d. h. nach einem Bier werden Sauerstoffradikale vom Körper vorübergehend besser abgefangen, was vermutlich die Zellalterung und die Fettoxidation mindert. Das gilt allerdings nicht für alkoholfreies Bier.

Mineralstoffe

Calcium

Zusammen mit Phosphat benötigt der Körper Calcium zum Aufbau der Knochen. Calcium ist außerdem beteiligt an der Erregung von Muskeln und Nerven, am Stärkestoffwechsel, an der Zellteilung sowie an der Aktivierung einiger Hormone und Enzyme.

Chlorid

Chlorid ist von essenzieller Bedeutung für einen gesunden Herzrhythmus, für die Regulierung des Säure-Basen-Gleichgewichts, für die Nervenleitung und den Wasserhaushalt sowie für die Stabilität von Gewebe und Muskeln.

Kalium

Als Elektrolyt ist Kalium wesentlich beteiligt an der Aufrechterhaltung des osmotischen Drucks in den Körperzellen und dadurch an der Regulierung des Wasserhaushaltes.

Magnesium

Magnesium hat zahlreiche wichtige Funktionen im menschlichen Organismus, u. a. wird es benötigt für die Erregungsleitung des Nervensystems und dadurch für die Arbeit der Muskeln, für den Energiestoffwechsel, für die Herstellung von Eiweißen und Nukleinsäuren – und somit für die Erbsubstanz. Außerdem fungiert es als Co-Enzym für über 300 Enzyme.

Natrium

Zusammen mit Kalium ist Natrium bedeutsam für die Regulierung des Flüssigkeitshaushalts des Körpers, für Nervenleitung und Muskelkontraktionen. Außerdem wird es benötigt für die Stabilisierung von Knochen und Zellwänden.

Phosphor

Phosphor findet sich im menschlichen Körper nur in Form von Phosphat. Phosphat dient als Baustoff für Knochen und Zähne. Phosphate sind auch

6 Wichtige Bestandteile des Bieres sind – neben Wasser – Getreide und Hopfen.

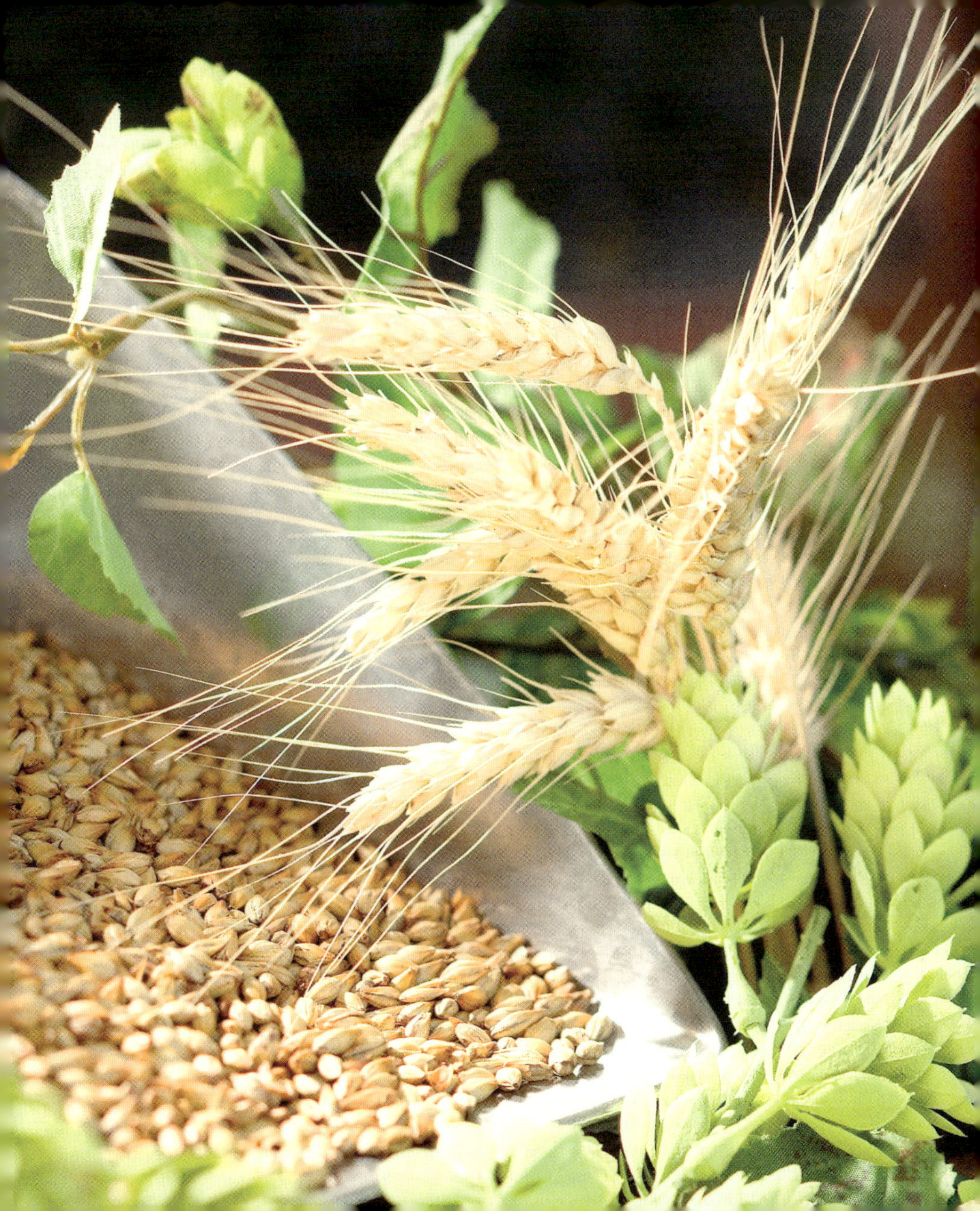

beteiligt am Energiestoffwechsel, am Erhalt des Säure-Basen-Gleichgewichts des Blutes sowie an der Wirkung von Hormonen.

Sulfur (Sulfat)
Sulfur ist ein wichtiger Bestandteil von mehreren Eiweißbausteinen (Aminosäuren) im menschlichen Organismus. Sulfur braucht der Körper, um Zellen und Gewebe aufzubauen und zu reparieren, das Immunsystem zu stärken und Enzyme und Hormone herzustellen.

Spurenelemente

Eisen
Die wichtigste Funktion von Eisen ist das Binden von Sauerstoff an das Hämoglobin der roten Blutkörperchen. So wird der Sauerstoff aus den Lungenbläschen mithilfe des Blutstroms zu den Körperzellen transportiert. Außerdem ist Eisen wichtig für das Immunsystem und für die Arbeit der Muskeln.

Kupfer
Kupfer ist an der Freisetzung von Hormonen im Körper beteiligt, hilft beim Wachstum und bei der Knochenbildung. Es ist wichtig für ein gut funktionierendes Immunsystem. Seine desinfizierende Wirkung ist schon seit Jahrtausenden bekannt.

Mangan

Mangan ist im Körper u. a. daran beteiligt, Bindegewebe aufzubauen, Harnstoff zu bilden sowie körpereigene Eiweiße und Fettsäuren zu produzieren. Außerdem spielt es eine Rolle bei der Herstellung des Pigments Melanin sowie des Botenstoffes Dopamin.

Zink

Zink ist an zahlreichen Stoffwechselvorgängen im Körper beteiligt – wie z. B. bei der Herstellung und dem Abbau von Eiweißen, Fetten und Kohlehydraten – und hat dadurch Einfluss auf Augen, Geschmacksempfinden, Haut, Immunsystem, den Säure-Basen-Haushalt des Blutes und auf die Wirkung verschiedener Hormone.

B-Vitamine

B1 (Thiamin)

Vitamin B1 spielt eine wichtige Rolle im Kohlehydrat- und Fettstoffwechsel. Es trägt dazu bei, dass der Körper Energie aus der aufgenommenen Nahrung gewinnen kann.

B2 (Riboflavin)

Vitamin B2 kommt in der Natur als gelblicher Pflanzenfarbstoff vor.
Im Organismus hilft es u. a. bei der Umwandlung von Eiweißen, Fetten und Kohlehydraten in Energie.

B3 (Niacin)

Vitamin B3 unterstützt den Eiweiß-, Fett- und Kohlehydratstoffwechsel. Es trägt zur Energiegewinnung bei und ist wichtig für die Regenerierung von Haut, Muskeln, Nerven und der DNA.

B5 (Pantothensäure)

Pantothensäure spielt eine wichtige Rolle im Stoffwechsel. Außerdem ist es beteiligt am Auf- und Abbau von Aminosäuren, Fetten und Kohlehydraten.

B6 (Pyridoxin)

Aus Vitamin B6 werden die Co-Enzyme PLP und PMP gebildet, die bei fast 100 Stoffwechselvorgängen im Körper gebraucht werden.

Weitere wichtige Inhaltsstoffe

Eine nachgewiesen positive Wirkung auf die Gesundheit haben außerdem die folgenden Stoffe:

Gerstenmalz

Während des Gärvorgangs bildet Gerste Enzyme – darunter das Malz –, die Stärke in Stoffe umwandeln, die vom Körper besser aufgenommen werden können.

Malz wird traditionell empfohlen für

- Kranke

- Rekonvaleszenten
- Kinder
- Stillende
- und ältere Menschen.

Geröstetes Malz als Kaffeeersatz z. B. schmeckt gut, ist leicht verdaulich und kräftigt den Organismus. Gerstenmalz gelangt deutlich schneller ins Blut als Traubenzucker und ist daher ein Kraftspender bei körperlichen und geistigen Schwächezuständen. Außerdem wirkt Gerstenmalz kräftigend auf Haut und Haare und soll einen positiven Einfluss auf die Milchbildung haben.

In der Traditionellen Chinesischen Medizin heißt es, dass Gerstenmalz
- die Mitte stärkt
- Husten lindert
- befeuchtend wirkt bei Trockenheit
- und positiv auf Magen, Milz, Dickdarm und Lunge wirkt.

Hefe

Hefen sind einzellige Mikroorganismen, die einen Zellkern besitzen. Zum überwiegenden Teil gehören sie zur Abteilung der Schlauchpilze (Ascomycota), in der man u. a. auch Becherlinge, Morcheln, Trüffel und bestimmte Schimmelpilze findet. In der Natur kommen Hefen als wilde Hefen vor. Kulturhefen werden seit Jahrhunderten mit ganz speziellen Eigenschaften gezüchtet und beim Backen von Brot, beim Bierbrauen und bei der Weinherstellung eingesetzt. In der Bierherstellung sorgt die Hefe für den Alkohol und die Geschmacksstoffe. Bierbrauer unterscheiden zwei Arten von Hefen:

- Die obergärigen *(Saccharomyces cerevisiae)* verbleiben an der Oberfläche des Jungbieres und vergären zwischen 15 und 20 °C.
- Die untergärigen *(Saccharomyces carlsbergensis)* sinken auf den Boden des Gärgefäßes und vergären zwischen 5 und 10 °C.

In Brauereien werden heute ausschließlich Stämme völlig gleicher Heferassen verwendet, sogenannte Reinzuchthefen, damit eine gleichbleibende Bierqualität gewährleistet ist.

Hefe und Gesundheit

Hefe trägt zu einem gesunden Darmmilieu bei, bindet bakterielle Toxine, reduziert das Anhaften von Krankheitserregern an der Darmwand und fördert deren Ausscheidung. Bei der medizinischen Hefe (Faex medicinalis) handelt es sich um eine gereinigte Bierhefe (Saccharomyces cerevisiae), die bei maximal 40 °C getrocknet und anschließend fein zerpulvert wurde. Sie ist reich an B-Vitaminen und Mineralstoffen und wirkt stärkend auf das Immunsystem des Darms.

Medizinische Hefe/Bierhefe wirkt

- antibakteriell
- antioxidativ
- appetitfördernd
- entzündungshemmend
- Haarausfall vorbeugend
- harmonisierend und kräftigend auf das Bindegewebe
- harmonisierend und kräftigend auf die Haut

- kräftigend auf die Haarwurzeln
- kräftigend auf die Nägel
- leicht abführend
- lindernd bei Allergien
- lindernd bei Asthma
- schmerzlindernd bei rheumatischen Erkrankungen.

Sie fördert darüber hinaus die Zellregeneration und wirkt positiv auf den Stoffwechsel, daher wird sie auch gern als Anti-Aging-Mittel bezeichnet. Bierhefetabletten sollten kurmäßig über 4–6 Wochen eingenommen werden, maximal 12 Stück pro Tag, dabei reichlich trinken. In der ersten Zeit kann es zu unreiner Haut und zur Pickelbildung kommen.

Nebenwirkungen:
Bei empfindlichem Magen-Darm-Trakt treten in seltenen Fällen Durchfälle auf, die nach Absetzen des Präparats wieder verschwinden.

Klinische Studien belegen die Wirksamkeit der medizinischen Hefe/Bierhefe bei der Behandlung von:

- Akne
- Durchfällen, akut und chronisch
- Haarbalgentzündungen (Furunkulose)
- Reisedurchfällen
- und bei der Vorbeugung von Durchfällen sowie beim Aufbau der Darmflora nach einer Antibiotikabehandlung.

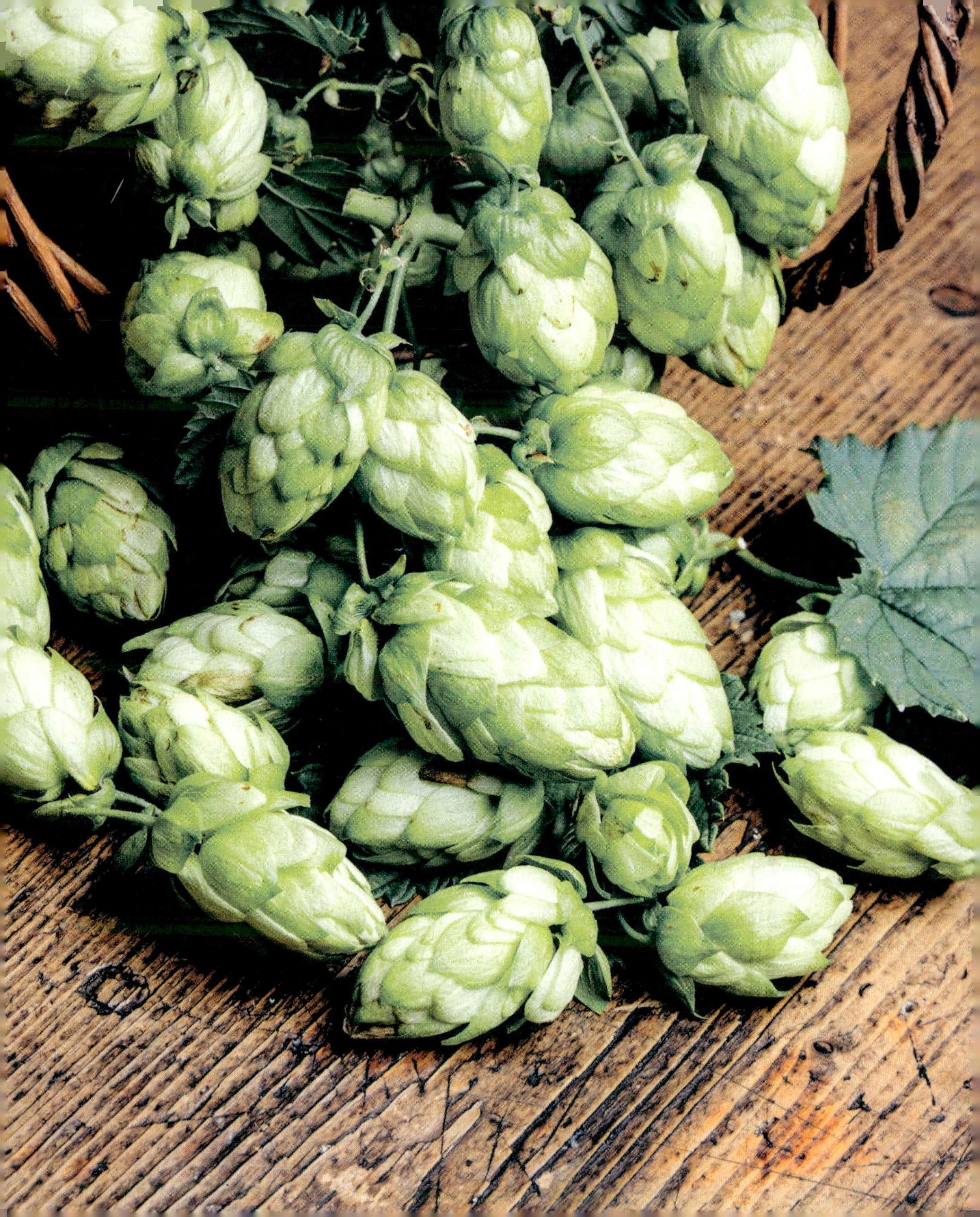

Aufgrund der Kombination von B-Vitaminen, Aminosäuren, Mineralstoffen und Spurenelementen betrachtet die Volksmedizin die Bierhefe als »Allzweckmittel«. Berichtet wird von positiven Wirkungen der Bierhefe auf:

- Magen-Darm-Infektionen, die durch Amöben, Bakterien oder Viren ausgelöst wurden
- schwache Verdauung von Kohlehydraten
- Stoffwechselerkrankungen
- Vitamin-B-Mangel.

Bereits im alten Ägypten wurde Bierhefe gegen Hauterkrankungen eingesetzt.
Zusammen mit Milch und Zitrone ist Bierhefe das ideale Mittel bei unreiner und fettiger Haut (siehe Gesichtsmaske auf Seite 71).

Hopfen
Der Echte Hopfen (Humulus lupulus), gehört zur Familie der Hanfgewächse (Cannabaceae). Lange Zeit war er nur als Gewürz- und Heilmittel bekannt. Traditionell verwendete man ihn zur Beruhigung und als Abführmittel. Erst seit ca. 1900 werden die Dolden der weiblichen Hopfenpflanze zum Bierbrauen benutzt. Der Kulturhopfen, der traditionell an Stangen angebaut wird, ist eine Kletterpflanze mit gezackten Blättern und grüngelben Zapfen, die sich bis zu 7 m hoch ranken kann. Von allen Bieren enthält das Hefeweizen besonders viel Xanthohumol, eine Hopfensubstanz, die gegen Entzündungen im Körper wirkt, wie z. B. Arthritis oder Rheuma. Vermutet wird außerdem eine hemmende Wirkung von Xanthohumol auf die Entstehung bestimmter Tumorformen. Folgende Wirkungen des Hopfens sind belegt:

7 Hopfen verleiht dem Bier den bitteren Geschmack, den Schaum und die Haltbarkeit.

- appetitanregend
- beruhigend
- schlaffördernd (Wirkung tritt erst nach 2-4 Wochen ein)
- Östrogenersatz in der Menopause
- wirkt kräftigend auf die Haarwurzeln
- regt das Haarwachstum an.

Die Technische Universität Weihenstephan untersucht die entzündungshemmende und krebsvorbeugende Wirkung von Hopfen. Die Gewinnung des entsprechenden Wirkstoffs aus dem Hopfen ist jedoch noch nicht erforscht.

Außerdem soll Hopfen folgende positive Auswirkungen auf Gesundheit und Wohlbefinden haben:

- beruhigend bei Angstzuständen
- blutreinigend
- entzündungshemmend
- fiebersenkend
- lindernd bei Migräne.

Heilrezepte

Brauereien galten noch vor wenigen Jahrhunderten als Volksapotheken. Die Menschen wussten ganz selbstverständlich um die Heilwirkung von Bier, Gerste, Hefe und Hopfen. Leider ist viel von diesem alten Wissen verloren gegangen. Doch bei Hildegard von Bingen, in der russischen Volksmedizin und in alten Hausbüchern finden sich noch Rezepte für Heilanwendungen, wie z. B. Weizenbier gegen Erkältungskrankheiten.

Heilrezepte mit Bier

Kümmel-Anis-Bier *bei Verdauungsbeschwerden*

1 TL Anis
1 TL Kümmel
1 TL Koriander
½ l Bier

Die Gewürze im Mörser fein zerstoßen. Zusammen mit dem Bier ca. 5 Minuten erhitzen. Leicht erwärmt vor und nach den Mahlzeiten trinken.

Bier-Joghurt-Drink
vorbeugend in der Erkältungszeit und bei Erkältungen

⅛ l Bier
125 g Joghurt
2 TL Honig
Saft von 1 Zitrone

Alle Zutaten gut vermischen. Sofort trinken.

Gewürzbier *bei Erkältung*

Für 3–4 Gläser

1 l dunkles Bier
3 EL Honig
1 Prise Nelke, gemahlen
1 Prise Pfeffer
1 Prise Zimt
1 EL Ingwersirup

Die Zutaten gut mischen und erhitzen, nicht kochen. 2–3 Stunden ziehen lassen, erneut erhitzen, dann abseihen und möglichst heiß trinken.

Schlaftrunk mit Bier und Honig

1 TL Honig
300 ml warmes Bier

Den Honig in dem Bier auflösen und kurz vor dem Schlafengehen trinken.

Warmes Bier *bei den ersten Anzeichen einer Erkältung*

1 Flasche Bier

Das Bier ca. 10 Minuten köcheln, dann etwas abkühlen lassen. Möglichst zügig trinken, solange es warm ist. Dann am besten warm eingepackt ins Bett legen, damit Sie gut schwitzen können.

Hefebad

Hefebäder werden traditionell angewendet gegen Ischiasschmerzen, Arthritis, Rheuma und zur Anregung des Stoffwechsels.

Gebadet wird in einer Hefe-Zucker-Mischung in zunächst ca. 45 °C heißem, dann 35 °C heißem Wasser. Da der Gärungsprozess der Hefe überwacht werden und die Temperatur strikt eingehalten werden muss, eignet sich dieses Bad nicht für zu Hause. Bitte fragen Sie Ihren Arzt oder Heilpraktiker nach Einrichtungen, die dieses Bad anbieten.

Trubbad

Aus dem Trub, der beim Würzekochen entsteht (siehe S. 23), wurden früher Bäder bereitet gegen Frauenleiden, Hautkrankheiten, Herzbeschwerden, rheumatische Erkrankungen und zur Anregung des Stoffwechsels.
In einigen Kureinrichtungen ist diese Anwendung noch bekannt. Bitte fragen Sie Ihren Arzt oder Heilpraktiker danach.

Heilrezepte mit Gerste

Gerste ist neben dem Weizen die älteste Getreideart. Sie ist sehr anpassungsfähig und widerstandsfähig (sie gedeiht in fast jeder Klimazone), sehr anspruchslos und einfach zu verarbeiten. Ihre heilenden und stärkenden Eigenschaften sind seit Jahrtausenden bekannt. Das Barley Water z. B. wurde früher als erste Nahrung für Babys verwendet und galt als Heilmittel der Wahl bei Blasenentzündungen. Bis heute wird Barley Water in England und Gerstentee in Asien getrunken. Gerste gilt als Diätetikum für die Leber. Gerstenschleim wirkt positiv auf den Darm und bindet giftige Stoffwechselprodukte.

Barley Water (Gerstenwasser)

Es dient zur Kräftigung, bei Verdauungsbeschwerden, bei Nervosität, bei Fieber, für Wochenbett und Stillzeit, zum Entsäuern und Entschlacken.

60 g Naturgerste
2 l Wasser
1 EL Honig
frisch gepresster Zitronensaft nach Belieben

Die Gerste ca. 1 ½ Stunden in dem Wasser kochen, abseihen. Den Honig und den Zitronensaft dazugeben.
Gerstenwasser kann warm oder kalt getrunken werden. Hält sich im Kühlschrank ca. 2 Tage.

Gerstenmalz-Aufguss *zur Stärkung*
Er wirkt entwässernd, entzündungshemmend, harmonisierend auf das Nervensystem und lindernd bei Blasen- und Nierenbeschwerden, Hauterkrankungen, Husten und Magen-Darm-Erkrankungen.
3–4 TL Gerstenmalz (Reformhaus)
½ l kochendes Wasser

Das Gerstenmalz in eine Thermoskanne geben, mit dem Wasser übergießen, die Kanne fest verschließen. Nach ca. 2 Stunden durchsieben.
1–2 Tassen täglich davon trinken.

Gerstenschleim
Er wirkt bei akuten Magen-Darm-Beschwerden und bei Sodbrennen.
4 EL Gerste, geschrotet
1 Möhre, geschält und fein gerieben
500 ml Wasser
Salz

Alle Zutaten in einen Topf geben und ca. 30 Minuten köcheln lassen, dabei regelmäßig umrühren, damit nichts anbrennt.

Gerstenwaschung

Schon Hildegard von Bingen wusste: »Aber wer im Gesicht eine harte und raue Haut hat und die sich vom Wind leicht schuppt, der koche Gerste in Wasser und dann wasche er sich sanft im Gesicht mit jenem durch ein Tuch geseihtem und mäßig warmen Wasser, und seine Haut wird ihm sanft und mild sein und wird eine schöne Farbe haben.«

Äußerlich angewendet wirkt Gerste beruhigend, entzündungshemmend und kräftigend auf die Haut.

30 g Naturgerste
1 l Wasser

Die Gerste in dem Wasser ca. 1,5 Stunden kochen, abseihen und das Gesicht damit waschen.

Heilrezepte mit Hopfen

Der Echte Hopfen (Humulus lupulus) wird nicht nur beim Bierbrauen verwendet, sondern hat auch zahlreiche Heilwirkungen. Im Jahr 2007 war er in Deutschland Arzneipflanze des Jahres. Für medizinische Zwecke verwendet werden:

- die Hopfenzapfen oder Hopfenblüten (ganze getrocknete Blütenstände der weiblichen Pflanzen)
  als Alkoholauszug, Dragees, Kapseln, Tabletten, Trockenextrakt, Tee, Tropfen sowie als Auflagen, Bäder, Salben und als Schlaf- oder Beruhigungskissen.

- die Hopfendrüsen (die durch Absieben gewonnenen Drüsenhaare, die ein klebriges Sekret bilden)
  als Trockenextrakt, in Kapseln- oder Tablettenform.

Aufgrund seiner östrogenähnlichen Wirkstoffe eignet Hopfen sich auch zur Behandlung von Wechseljahresbeschwerden. Dosierung und Einnahmezeiten (z. B. zu Beginn der Wechseljahre) müssen jedoch genau geprüft werden. Fragen Sie bitte Ihren Frauenarzt danach. Bei leichten Beschwerden können Sie die Teemischung auf Seite 67 zubereiten.

Hopfen-Baldrian-Melissen-Tee *zur Entspannung*

10 g Hopfenzapfen
10 g Baldrianwurzel
10 g Melissenblätter

Die Zutaten vermischen. Einen Teelöffel dieser Mischung mit 200 ml Wasser überbrühen, 10 Minuten ziehen lassen, abseihen. Nach Belieben mit Honig abschmecken. Dreimal täglich eine Tasse trinken.

Hopfenmilch *zur Beruhigung und zur Schlafförderung*

2 TL Hopfenzapfen, getrocknet (Apotheke)
200 ml Milch

Die Hopfenzapfen in der Milch aufkochen, dann abseihen. Mit Honig gesüßt vor dem Schlafengehen trinken.

Hopfentee mit Lavendel, Melisse und Baldrian

Er wirkt gut bei leichter Gereiztheit und bei nervöser Unruhe in der Menopause.

Achtung: Bei stärkeren Beschwerden wenden Sie sich bitte an Ihren Arzt oder Heilpraktiker.

5 g Hopfenzapfen, getrocknet (Apotheke)
5 g Lavendel
10 g Melisse
10 g Baldrian

Die Zutaten gut vermischen. Einen TL der Mischung mit 150 ml kochendem Wasser überbrühen, 8–10 Minuten ziehen lassen, abseihen. Schluckweise warm trinken.

Hopfentee *zur Beruhigung und zur Schlafförderung*

2 TL Hopfenzapfen, getrocknet (Apotheke)
200 ml kochendes Wasser

Die Hopfenzapfen mit dem Wasser übergießen, ca. 3 Minuten ziehen lassen. Mit Honig gesüßt vor dem Schlafengehen trinken.

Hopfenbad *zur Beruhigung und zur Schlafförderung*

100 g getrocknete Hopfenzapfen
3 l Wasser

Die Hopfenzapfen mit dem Wasser übergießen, zum Sieden bringen und ca. 7 Minuten kochen lassen. Abseihen und auspressen. Diese Flüssigkeit in ein Vollbad geben. Badetemperatur 37–38 °C, Badedauer 10–15 Minuten.

Hopfensäckchen *zur Beruhigung und zur Schlafförderung*

eine Handvoll getrocknete Hopfenzapfen

etwas Baldrian oder Lavendel

Die Hopfenzapfen allein oder mit dem Baldrian oder dem Lavendel in ein Leinensäckchen füllen, zubinden, in den Kopfkissenbezug oder neben das Kissen legen.

Warmer Hopfenumschlag *bei Gichtschmerzen*

1 Handvoll Hopfenzapfen, getrocknet, zerkleinert

1 kl. Leinenbeutel

2 l Wasser

Die Hopfenzapfen in den Beutel füllen und in dem Wasser erhitzen. Den Beutel auswringen und mit einem Handtuch abgedeckt auf die schmerzende Stelle legen. Mehrmals täglich wiederholen.

8 Hopfentee wirkt beruhigend, entspannend und schlaffördernd.

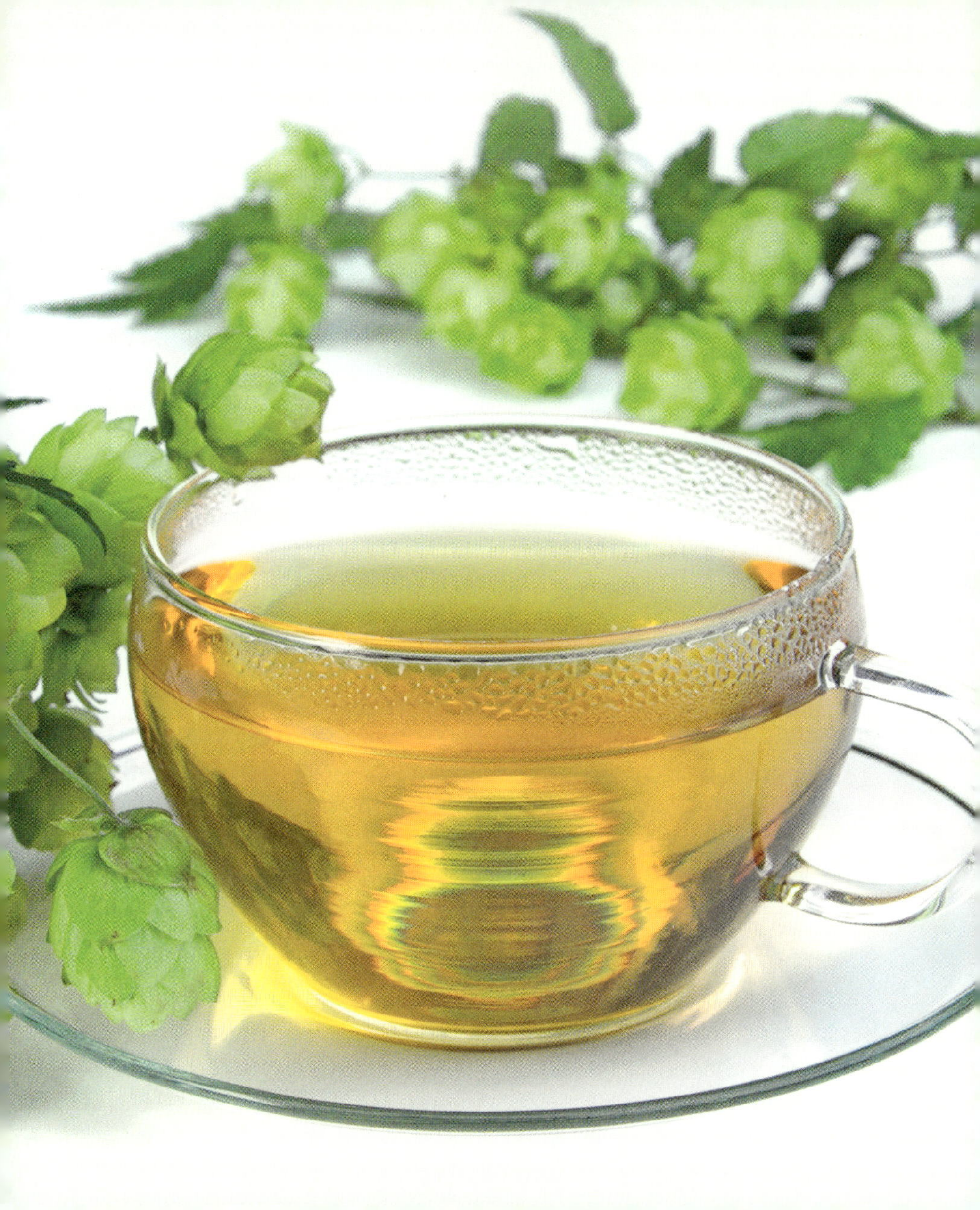

Schönheitsanwendungen

Bier hat aufgrund seines Gehalts an B-Vitaminen eine sehr positive Wirkung auf Haut, Haare und Nägel. Schon Cleopatra und die preußische Königin Luise, so heißt es, verwendeten Bier zur Pflege des Dekolletés.

Gesichtspflege

Avocado-Weißbier-Maske *gegen trockene Haut*

Fruchtfleisch von einer Avocado
1 TL Weißbier
1 EL Apfelessig
1 EL Honig
1 EL Mandelöl

Das Fruchtfleisch zerdrücken und mit den restlichen Zutaten vermischen. Die Maske auftragen, ca. 1 Stunde einwirken lassen, mit reichlich lauwarmem Wasser abspülen. Wie gewohnt pflegen.

Bier-Apfelessig-Heilerde-Maske *bei fettiger Haut*

150 ml Bier
1 TL Apfelessig
2 EL Heilerde, fein

Bier und Apfelessig erwärmen, die Heilerde hineingeben und gut verrühren. Diese Maske dünn auf die Gesichtshaut auftragen, nach ca. 10 Minuten mit viel lauwarmem Wasser abwaschen. Wie gewohnt pflegen.

Bierhefe-Joghurt-Maske *bei unreiner Haut und Pickeln*

1 EL Bierhefe
2–3 EL Naturjoghurt

Bierhefe und Joghurt gut verrühren, bis keine Klümpchen mehr da sind. Die Masse fingerdick auf das Gesicht auftragen. Nach 15 Minuten mit viel kaltem Wasser abspülen, mit warmem Wasser nachspülen. Wie gewohnt pflegen. Die Maske kann auch auf die Arme, das Dekolleté oder den Rücken aufgetragen werden.

Bierhefe-Milch-Zitrone-Maske *bei unreiner Haut*

1 Würfel Hefe
5 EL Milch, lauwarm
einige Spritzer Saft von einer Bio-Zitrone

Die Hefe in der Milch auflösen, zu einem streichfähigen Brei verrühren. Zitronensaft hinzufügen. Die Maske auf das Gesicht auftragen, dabei Augen- und Mundpartie aussparen. In 10–15 Minuten antrocknen lassen, mit viel lauwarmem Wasser abwaschen. Wie gewohnt pflegen.
Diese Maske kann einmal wöchentlich angewendet werden.

Bier-Peeling

2 EL Malzschrot
4 EL Sahne
1 EL Bier
2 EL Bierhefeflocken

Das Malzschrot, wenn möglich, kurz vor der Verwendung in einer Getreidemühle mahlen. Die Sahne in eine Schüssel geben, Bier, Bierhefeflocken und Malzschrot hinzufügen und alles vermischen. Das Gesicht mit warmem

Wasser anfeuchten und mit der Mischung sanft abreiben. Mit reichlich kühlem Wasser abspülen. Wie gewohnt pflegen.

Reinigungswasser mit Bier *für fettige Haut*

2 EL Pils
1 EL Apfelessig
2 Tropfen Teebaumöl
100 ml Wasser

Die Zutaten gut vermischen. Einmal täglich die betroffenen Hautstellen damit abtupfen.

Weißbier-Hautcreme

½ TL Weißbier
1 TL Apfelessig
2 EL Jojobaöl

Die Zutaten gut vermischen. Diese Creme ist geeignet für die tägliche Gesichtspflege.

Haarpflege

Bier-Eigelb-Shampoo *gegen sprödes, stumpfes Haar*

20 ml Bier
20 ml mildes Shampoo
1 Eigelb

Die Zutaten gut vermischen. Das Haar damit shampoonieren, 3–4 Minuten einwirken lassen, gründlich ausspülen.

Bier-Haarkur *für Glanz und Volumen*
Regelmäßig vor dem Haarewaschen anwenden.
Sie benötigen ja nach Haarlänge:

1–2 EL Olivenöl
2–4 EL Zitronensaft, frisch gepresst
1–2 Schnapsgläser Bier
1–2 Eigelb

Die Zutaten gut vermischen, auf die Haare auftragen und gründlich einmassieren. Nach 2–3 Minuten ausspülen und die Haare wie gewohnt waschen.

Bier-Haarkur *für sonnenstrapaziertes Haar*

100 ml Bier
2 Eigelbe
1 Spritzer Zitronensaft

Alle Zutaten gut vermischen. Auf die Haare auftragen und ½ Stunde einwirken lassen. Gründlich ausspülen

Bier mit Honig *gegen juckende Kopfhaut und Schuppen*

1 TL mildes Shampoo
1 TL Honig
1 TL Bier

Die Zutaten vermischen, die Haare damit sanft einschäumen und mit viel lauwarmem Wasser ausspülen.

Bier-Spülung

170 ml Bier
1 l lauwarmes Wasser

Die Haare wie gewohnt waschen, nach dem Waschen die Spülung auftragen. Nicht auswaschen. Der Biergeruch verfliegt nach kurzer Zeit.
Alternativ können Sie auch nach der Haarwäsche eine kleine Flasche Bier über das Haar gießen.

Bier-Volumenshampoo

1 EL neutrales Shampoo
1 TL Bier
1 Eigelb

Die Zutaten gut vermischen, auf das Haar auftragen und 5–10 Minuten einwirken lassen. Gründlich ausspülen, das Haar wie gewohnt pflegen.

Bier-Zitronen-Festiger für blondes Haar

1 Zitrone
200 ml Wasser
1 EL Bier

Die Zitrone auspressen, mit dem Wasser vermischen, durch ein Sieb abseihen, das Bier zugeben. Wie normalen Festiger verwenden.
Zitrone festigt das Haar. Diese Wirkung wird vom Bier unterstützt.
Wenn man das Haar aufhellen möchte: Zitronenschale im Wasser ½ Stunde köcheln lassen. Dann mischen Sie Zitronensaft und Bier wie gehabt unter; lassen alles abkühlen und verteilen es im Haar. Wer sehr trockenes Haar hat, sollte darauf verzichten, da Zitrone diesen Zustand noch verstärken würde.

Handpflege

Bier-Kieselsäure-Lotion *für gesunde Nägel*

2 EL Kieselsäuregel (Bioladen oder Reformhaus)
1 TL Bier

Die Zutaten gut vermischen. Dünn und gleichmäßig auf die Nägel auftragen. 10–15 Minuten einwirken lassen. Mit klarem Wasser gründlich abspülen.

Hautpflege

Bierwaschung *für schöne Haut*

200 ml Weißbier
2 EL Apfelessig
3 l Wasser, kalt

Die Zutaten miteinander vermischen. Einen Waschlappen mit der Flüssigkeit tränken, den Körper zügig und kräftig damit abreiben.

Weißbierbad *für schöne Haut*

200 ml Weißbier
200 ml Apfelessig
2 EL Milch
1 TL Meersalz

Die Zutaten vermischen und in das Badewasser geben. Bei 37 °C ca. 15 Minuten baden.

Mundpflege

Bier-Honig-Mundspülung

Saft von ½ Bio-Zitrone
3 Tropfen Teebaumöl
2 EL Bier
100 ml Wasser, lauwarm

Zitronensaft, Teebaumöl und Bier in das Wasser geben und gut vermischen. Mit dieser Lösung nach dem Zähneputzen ca. 2 Minuten spülen oder gurgeln.
Achtung: Die Lösung wirkt antibakteriell, macht aber auch den Zahnschmelz vorübergehend etwas weicher. Putzen Sie daher auf keinen Fall direkt nach dem Spülen oder Gurgeln die Zähne, sondern davor.

9 Zu einer Brotzeit gehört ein Glas Bier.

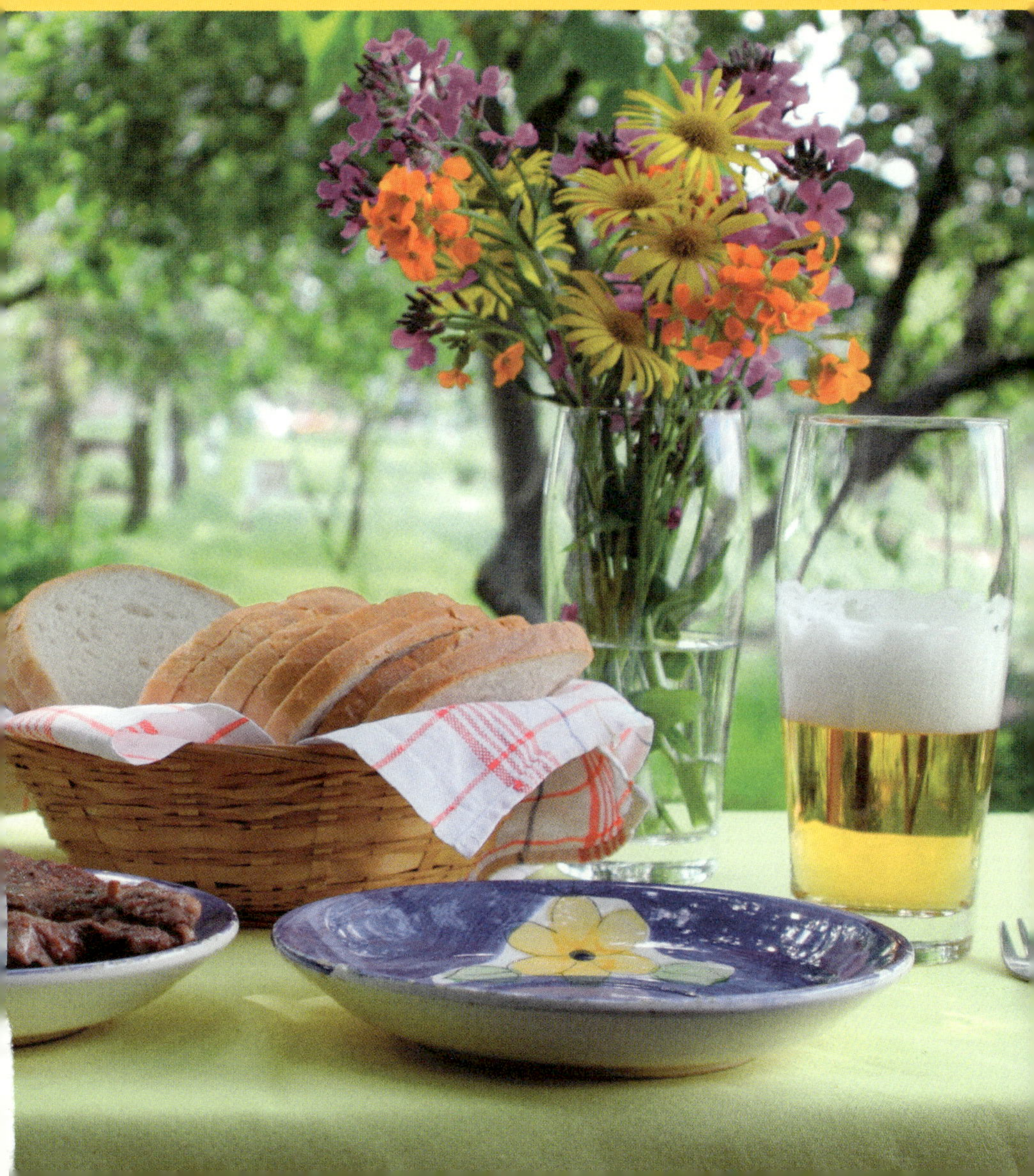

Kulinarisches mit Bier

Einführung

Vorspeisen

Salate

Suppen

Snacks und Brotaufstriche

Snacks

Brotaufstriche

Hauptgerichte

Hauptgerichte mit Fisch und Meeresfrüchten

Hauptgerichte mit Fleisch

Vegetarische Hauptgerichte

Soßen und Marinaden

Desserts

Backwaren

Brot und Brötchen

Kuchen, Torten und Gebäck

Getränke

Einführung

Bis vor ca. 100 Jahren war Bier ganz selbstverständlicher Bestandteil der Rezepte in Kochbüchern. Auch wurden Rezepte für deftige Gerichte mit Bier von Generation zu Generation weitergegeben. Einige Zeit in Vergessenheit geraten, ist das Kochen mit Bier inzwischen wieder in Mode gekommen. Dazu beigetragen hat sicher auch, dass Sterneköche wie Alfons Schuhbeck im Fernsehen interessante Gerichte mit Bier zubereiten, wie z. B. Bier-Tiramisu oder Bier-Linsen.

Grillmeister und Hobbygriller wissen, dass Bier nicht nur gut zu Grillfleisch schmeckt, sondern darüber hinaus auch eine hervorragende Marinade abgibt.
Forscher an der Universität Porto haben übrigens herausgefunden, dass eine Marinade aus dunklem Bier den Anteil an krebserregenden polyzyklischen aromatischen Kohlenwasserstoffen (PAK) auf Schweinefleisch um mehr als die Hälfte im Vergleich zu nicht mariniertem Fleisch reduzieren kann.

Wenn Sie unsicher sind, welches Bier Sie am besten zu welchem Fleisch oder Fisch servieren können, gibt Ihnen der folgende Kasten eine kleine Hilfestellung.

Aufläufe – Pils
Fisch, gekocht – helles Weizenbier

Fisch, gebraten – dunkles Bier
Meeresfrüchte – Pils
Fleischgerichte allgemein – Weizenbier
Geflügel – dunkles Bier
Kalbfleisch – dunkles Bier
Lammfleisch – Exportbier
Steak – Pils
Wild – Exportbier
Kräftiger Käse – Bockbier
Milder Käse – Weizenbier

Die Rezepte sind – soweit nicht anders angegeben – für 4 Personen. Schwarzer Pfeffer schmeckt am besten frisch gemahlen.

Ich wünsche Ihnen gutes Gelingen beim Kochen und Backen mit Bier, spannende neue Erfahrungen und außergewöhnliche Geschmackserlebnisse!

Vorspeisen

Salate

Bunter Blattsalat mit Dressing aus dunklem Bier

Für das Dressing:

200 ml dunkles Bier
1 EL Honig
1 EL süßer Senf
4–5 EL Balsamicoessig, dunkel
4 EL Rapsöl
2 EL Kräuter, fein gehackt
Salz
Pfeffer

Für den Salat:

200 g Blattsalate
200 g Kirschtomaten
1 P. Kresse
200 g Champignons
2 EL Rapsöl
Salz
Pfeffer

Bier, Honig, Senf und Essig aufkochen, etwas einkochen lassen. Rapsöl unterrühren, die Kräuter dazugeben, mit Salz und Pfeffer abschmecken.
Die Salate putzen, waschen und in kleine Stücke zupfen. Die Kirschtomaten waschen und halbieren, die Kresse klein schneiden und beides dazugeben. Die Champignons vierteln und mit dem Öl vermischen, mit Salz und Pfeffer würzen und in einer Aluschale auf dem Grill zubereiten. Das Dressing über den Salat geben und den Salat zu den Champignons servieren.

Feldsalat mit süß-saurer Malzbiersoße zu Kümmel-Roggenbrot

Für den Salat:

400 g Feldsalat
300 ml Malzbier
4 EL süßer Senf
2 EL Weißweinessig
Salz
weißer Pfeffer
1 EL Sonnenblumenöl

Für das Brot:

4 Scheiben Roggenbrot
Sonnenblumenöl
Kümmel

Den Backofen auf 250 °C vorheizen.
Den Salat putzen, waschen und trocken schütteln. Das Malzbier aufkochen und reduzieren, bis es dickflüssig wird. Den Senf unterrühren, abkühlen lassen. Alles gut durchziehen lassen. Essig, Salz, Pfeffer und Sonnenblumenöl unterrühren. Das Roggenbrot mit dem Öl beträufeln, mit dem Kümmel bestreuen und 5–10 Minuten bei Oberhitze knusprig backen. Den Salat mit der Soße vermengen, das Brot dazu reichen.

Käse-Wurst-Salat mit Dressing aus hellem Bier

Für den Salat:

600 g Lyoner Wurst
200 g Emmentaler
2 Zwiebeln
200 g Cornichons

Für das Dressing:

50 ml helles Bier
50 ml Gemüsebrühe

Salz
Pfeffer
1 TL Zucker
1 Prise Cayennepfeffer
100 ml Olivenöl
1 Bund Petersilie, gehackt

Wurst und Käse in Stifte schneiden, Zwiebeln in feine Ringe. Wurst, Käse und Zwiebelringe in eine Schüssel geben. Die in dünne Scheiben geschnittenen Cornichons hinzufügen.
Für das Dressing Bier und Gemüsebrühe vermischen. Mit Salz, Pfeffer, Zucker und Cayennepfeffer abschmecken. Das Olivenöl dazugeben.
Das Dressing über den Salat geben und mit der Petersilie bestreuen. Sofort servieren.

Rettich-Bohnen-Salat mit Bierdressing

250 g grüne Bohnen
100 ml helles Weizenbier
1 Bierrettich (scharfer weißer Rettich)
1 Chilischote
½ Bund Kerbel
1 EL süßer Senf
1 EL Essig
2 EL Rapsöl
Salz
Pfeffer

Die Bohnen von Spitze und Blütenansatz befreien, putzen und in dem Bier zugedeckt weich kochen. Herausnehmen, abtropfen lassen und in eine Schüssel geben. Den Rettich in Scheiben schneiden, hinzufügen. Die Chilischote halbieren und entkernen, den Kerbel hacken. Senf, Essig, Öl, Chili und Kerbel vermischen. Den Biersud dazugießen. Mit Salz und Pfeffer abschmecken. Die Soße über das Gemüse geben und 15 Minuten ziehen lassen.

Salatplatte mit Pils-Balsamico-Honig-Dressing

Für die Salatplatte:

500 g gemischte Blattsalate
1 P. Kresse
4 Scheiben Toastbrot
Butter
200 g Austernpilze

Für das Dressing:

150 ml Pils
60 ml Balsamico
1–3 TL Honig
40 ml Rapsöl
1 TL Senf
Knoblauch
Salz
Pfeffer
Zucker

Die Salate und die Kresse putzen, miteinander vermischen, waschen und trocken schleudern. Das Toastbrot entrinden und würfeln. Etwas Butter zerlassen und die Brotwürfel darin anbraten, bis sie goldgelb werden. Auf Küchenpapier abtropfen lassen. Die Pilze entstielen und in Scheiben schneiden. Dann anbraten, mit Salz und Pfeffer würzen.

Alle Zutaten für das Dressing mit dem Stabmixer gut verrühren. Das Dressing über die Salate geben und durchziehen lassen. Die Pilze daneben anrichten. Alles mit den Brotwürfeln bestreuen.

10 Ein Bierdressing verleiht Salat eine pikante Note.

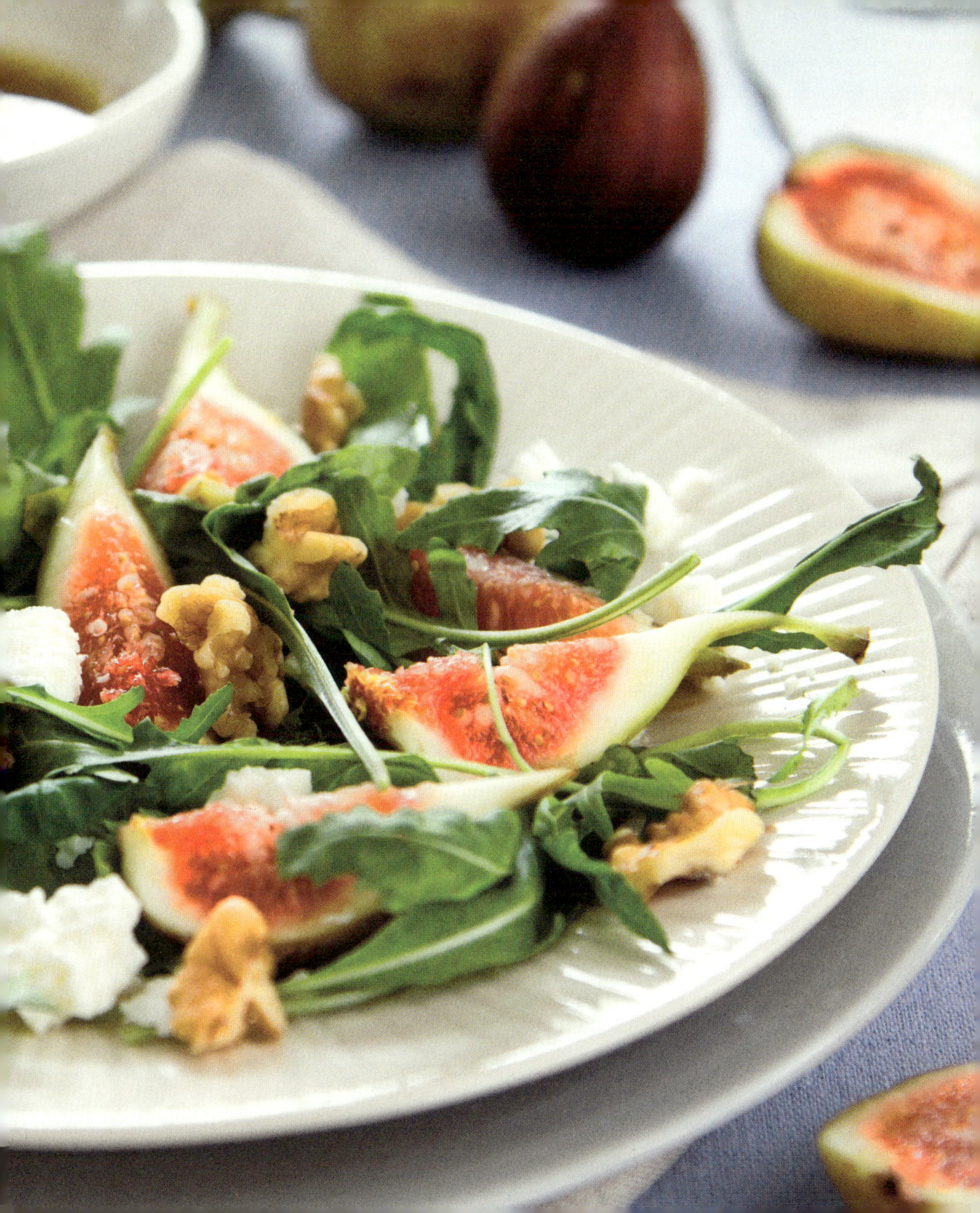

Ziegenkäse-Feigen-Salat mit Dressing aus würzigem Bier – Das besondere Rezept

Achtung: 1 Stunde Marinierzeit!

Für die Marinade:

2 TL Thymianblättchen
0,33 l helles würziges Bier
½ TL Honig
5 EL Kräuteressig
Pfeffer
200g Ziegenkäse

Für den Salat:

400 g gemischte Blattsalate
200 g Kirschtomaten
4 Feigen
Salz
Pfeffer

Alle Zutaten der Marinade verrühren und den Ziegenkäse eine Stunde darin einlegen. Inzwischen die Salate putzen und auf einem Teller anrichten. Tomaten und Feigen vierteln und zum Salat geben, mit Salz und Pfeffer abschmecken. Den Ziegenkäse auf dem Salat anrichten. Mit frischem Baguette servieren. Dazu passt ein »kühles Blondes«.

Suppen

Dänische Malzbiersuppe

5 EL Mehl
500 ml Malzbier
70–120 g Zucker, je nach Geschmack
750 ml Milch
3 Scheiben fein gemahlenes

Schwarzbrot
1 EL Butter
200 ml Schlagsahne

Mehl und etwas Malzbier vorsichtig anrühren, damit keine Klumpen entstehen. Die glatt gerührte Masse langsam in das restliche Malzbier einrühren und zum Kochen bringen. 50–100g Zucker unterrühren, die Milch hinzufügen, alles 5 Minuten köcheln lassen, dabei gelegentlich umrühren. Das Schwarzbrot in kleine Würfel schneiden und mit 20g Zucker vermischen. In der Butter anrösten.
Schlagsahne steif schlagen. Die Suppe auf 4 Teller verteilen, die Brotwürfel hineingeben und mit der Schlagsahne verzieren.

Gratinierte Pils-Hühnersuppe – Das besondere Rezept

300 g Hühnerfleisch
Salz
Pfeffer
Muskat
75 g geriebener Käse
4 Scheiben Weißbrot
1 EL Semmelbrösel
750 ml Hühnerbrühe
½ l Pils

Den Backofen auf 160 °C vorheizen.
Das Hühnerfleisch garen und in Würfel schneiden. Dann mit Salz, Pfeffer und Muskat würzen und den Käse unterheben. Das Brot toasten und mit Butter bestreichen. Dann auf den Boden eines (wenn möglich gusseisernen) Topfes legen. Die Fleisch-Käse-Mischung darauf verteilen, die Semmelbrösel darüberstreuen. Die Hühnerbrühe und das Bier angießen. Im Backofen ca. 20 Minuten garen.

Greyerzer-Biersuppe mit Frühstücksspeck

Für 8 Portionen

8 Scheiben Frühstücksspeck
1 Zwiebel, gehackt
1 Selleriestange, gehackt
1 Lauchstange, gehackt
1 Tasse Haferflocken
1,5 l Fleischbrühe
1 l Bier
225 g Greyerzer
Salz
Pfeffer
Sahne

Den Speck in einer Pfanne knusprig anbraten, herausnehmen und klein hacken, beiseitestellen.
Das Gemüse in dem Speckfett anbraten, dann in einen Topf geben, Haferflocken, Brühe und Bier hinzufügen. 40 Minuten köcheln lassen, dann die Suppe mit dem Stabmixer pürieren. Den Speck und den Käse dazugeben und rühren, bis der Käse vollständig geschmolzen ist. Salzen und pfeffern, eventuell mit Sahne abschmecken.

Kürbis-Bier-Suppe

2 Schalotten
400 g Kürbisfleisch
30 g Butterschmalz
2 EL Weißweinessig
1 l Rinderbrühe
Salz
Pfeffer
Zucker
1 Flasche Exportbier
125 ml Sahne
Kresse zum Garnieren

Schalotten und Kürbis putzen und fein würfeln. Das Butterschmalz erhitzen, die Schalotten darin anschwitzen. Das Kürbisfleisch hinzugeben, mit dem Weißweinessig ablöschen. Dann mit der heißen Brühe aufgießen und weich kochen. Die Suppe passieren, mit Salz, Pfeffer und Zucker abschmecken. Das Ganze mit dem Bier auffüllen und nochmals erhitzen. Derweil die Sahne schlagen und gleich unterheben. Mit Kresse garniert sofort servieren.

Linsentopf mit Altbier und Sauerkraut

Für 6 Portionen

400 g Gemüsezwiebeln
1 Knoblauchzehe
1 Dose Sauerkraut
5 EL Öl
1 TL Kümmelkörner
2 Lorbeerblätter
1 TL Senfsaat
30 g Zucker
1 EL Senf, mittelscharf
2 Flaschen Altbier à 0,33 l
750 ml Wasser
150 g Tellerlinsen
Pfeffer
1 Bund Suppengrün
750 g Kassler
3 Zweige Majoran
Salz
Pfeffer

Zwiebeln schälen und würfeln. Knoblauch schälen und fein hacken. Das Sauerkraut abgießen und ausdrücken. Den Saft auffangen.
Das Öl in einem großen Topf erhitzen, die Zwiebeln darin anbraten, bis sie bräunen. Sauerkraut, Knoblauch, Kümmel, Lorbeer, Senfsaat, Zucker und Senf dazugeben. Das Altbier und das Wasser hinzufügen, die Linsen dazugeben, mit Pfeffer würzen. Den Deckel auflegen und bei milder Hitze ca. 40 Minuten kochen.

In der Zwischenzeit Suppengrün putzen, waschen und klein schneiden. Kassler auslösen und in 2 cm kleine Würfel schneiden. Majoranblätter fein hacken. Suppengrün und Kassler in einen Topf geben und 15–20 Minuten kochen lassen. In den letzten beiden Minuten die Majoranblättchen mitkochen. Mit Salz und Pfeffer würzen, esslöffelweise mit dem Sauerkrautsaft abschmecken.
Kassler und Sauerkraut auf Tellern anrichten und heiß servieren.

Schlesische Biersuppe

100 g Rosinen
100 g Weißbrot
½ l Wasser
35 g Zucker
1 EL Speisestärke
1 l helles Bier
2 Messerspitzen Zimt
2 Msp. Vanille, gemahlen
2 Eigelb

Rosinen waschen und trocken tupfen. Brot in Würfel schneiden. Rosinen, Brot, Wasser und Zucker in einen Topf geben und ca. 5 Minuten köcheln lassen. Die Speisestärke mit etwas Bier anrühren und dann unter Rühren in den Topf geben. Zimt, Vanille und das restliche Bier hinzufügen, alles kurz aufkochen lassen.
Die Eigelbe mit etwas Suppe verrühren, die Mischung in die Suppe gießen. Abschmecken und sofort servieren.

Snacks und Brotaufstriche

Snacks

Bier-Hamburger – Das besondere Rezept
Für 8 Hamburger
Achtung: 2 Stunden Kühlzeit!

1 ½ Zwiebeln
6 Knoblauchzehen
900 g Rinderhack
2 EL Worcestersoße
½ EL Salz
½ TL schwarzer Pfeffer
1 TL italienische Kräuter
120 ml Bier
Öl für den Grill
8 Hamburger-Brötchen

zum Garnieren:
Salatblätter
Tomatenscheiben
Gurkenscheiben
Ketchup
Senf

Zwiebeln und Knoblauch schälen und sehr fein hacken. In einer großen Schüssel Hackfleisch, Zwiebel, Knoblauch, Worcestersoße, Salz, Pfeffer und Kräuter vermischen. Das Bier hinzufügen und nochmals alles gut durchmischen. 3–4 Stunden im Kühlschrank kalt stellen.
Die Masse zu 8 Burgern formen. Auf dem Grill 5 Minuten von jeder Seite grillen oder in der Pfanne mit etwas Öl bei mittlerer Hitze 5 Minuten von jeder Seite braten. Die Burger in die Brötchen legen und nach Wunsch mit Salat, Tomatenscheiben, Gurkenscheiben, Ketchup oder Senf garnieren.

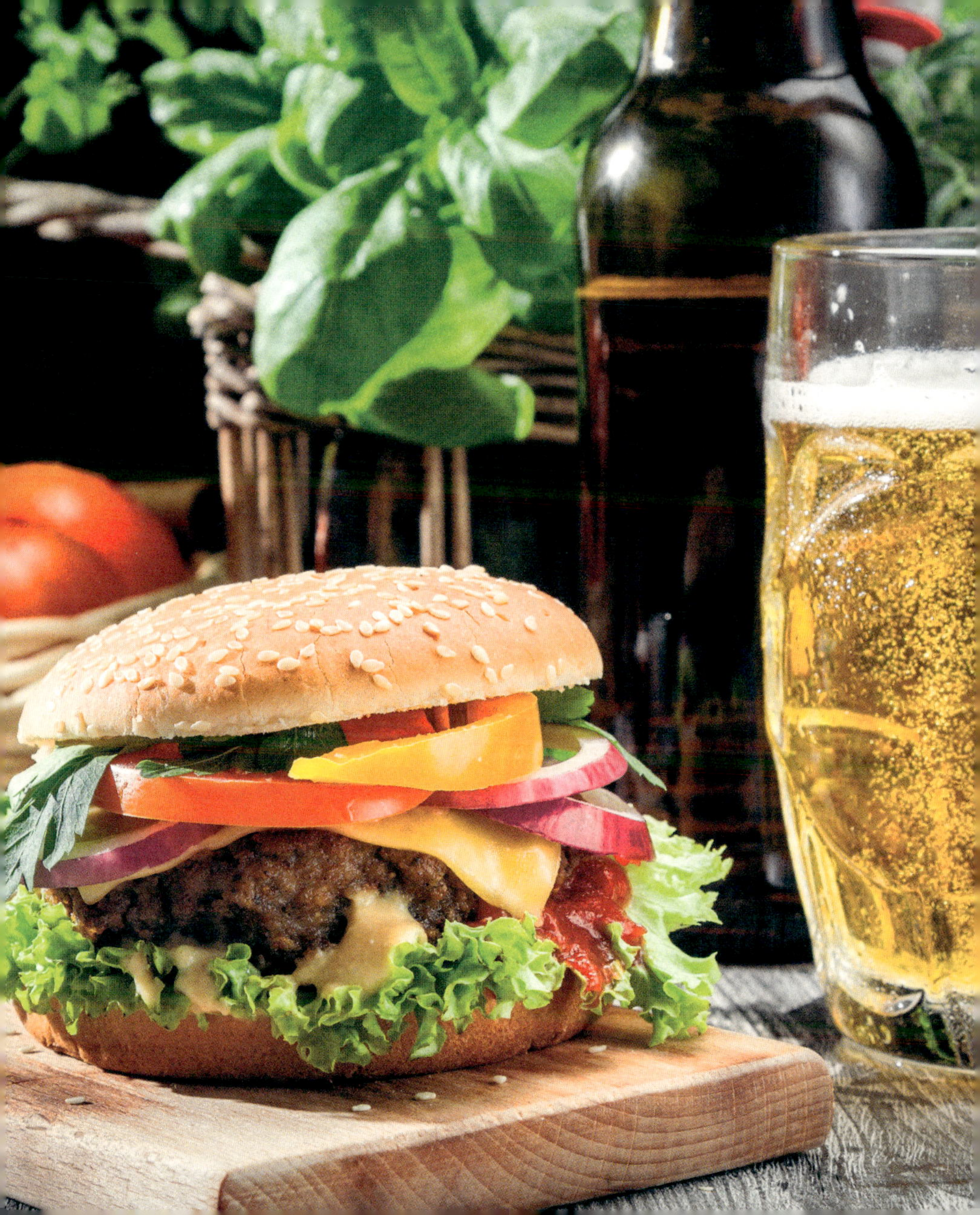

Bier-Sahne-Gemüse

4 Möhren
2 Kohlrabi
1 Sellerieknolle
2 Zwiebeln
2 Knoblauchzehen
Butterschmalz
200 ml helles Bier
200 ml Sahne
Salz
Pfeffer
Kümmel
Muskat

Möhren, Kohlrabi und Sellerie schälen und in Würfel schneiden. Dann in kochendem Wasser ca. 10 Minuten vorgaren. Währenddessen Zwiebeln und Knoblauch schälen und fein würfeln. Das Butterschmalz in einer hohen Pfanne zerlassen, Zwiebeln und Knoblauch darin anschwitzen. Das Gemüse zufügen, mit dem Bier ablöschen. Die Sahne angießen, ca. 10 Minuten reduzieren, mit den Gewürzen abschmecken. Dazu passt frisches Brot oder Baguette.

Frittierter Spargel in Bierteig

Achtung: Ruhezeit ca. 30 Minuten!

750 g weißer Spargel
Salz
Zucker
125 g Mehl
150 ml Bier
1 Eigelb
Salz
1 EL Rapsöl
1 Eiweiß
Öl zum Frittieren

Den Spargel waschen, schälen und in ca. 5 cm lange Stücke schneiden. Dann in kochendem Wasser mit einer Prise Salz und einer Prise Zucker in 6–8 Mi-

11 Hamburger einmal anders: Dem Teig wird Bier zugegeben.

nuten halb gar kochen. Gut abtropfen und abkühlen lassen, dann mit Küchenpapier trocken tupfen.
Mehl, Bier, Eigelb, Salz und Öl in eine Schüssel geben und mit dem Schneebesen verrühren, ½ Stunde ruhen lassen.
Das Eiweiß steif schlagen und unter den Teig heben. Die Spargelstücke in den Teig tauchen und in der Fritteuse oder in einem hohen Topf mit siedendem Öl goldgelb ausbacken. Dazu passt eine Remouladensauce.

Gebratene Zwiebeln mit dunklem Bier

500 g Zwiebeln
30 g Butter
Salz
Pfeffer
Saft von ½ Zitrone
Zucker
¼ l dunkles Bier
½ Bund Petersilie, gehackt

Die Zwiebeln schälen und in feine Ringe schneiden. Die Butter in einer Pfanne erhitzen, Zwiebeln hinzugeben und 10 Minuten anbraten. Mit Salz, Pfeffer, Zitronensaft und Zucker abschmecken, weitere 5 Minuten dünsten. Nach und nach das Bier zugeben, ca. 30 Minuten kochen, bis ein Teil der Flüssigkeit verdampft ist. Mit der Petersilie bestreuen. Mit frischem Brot servieren.

Gedünstete Selleriescheiben in hellem Bier

500 g Knollensellerie
1 Zwiebel
50 g Butter
1 Lorbeerblatt
¼ l helles Bier
Zucker
Salz
Pfeffer
½ Bund Petersilie, gehackt

Sellerie schälen und in dünne Scheiben schneiden. Zwiebel schälen und würfeln. In einer großen Pfanne die Butter erhitzen, den Sellerie und die Zwiebel darin anbraten. Unter ständigem Rühren andünsten. Das Lorbeerblatt hinzufügen, nach und nach das Bier zugießen. Nach ½ Stunde sind die Selleriescheiben weich. Mit Zucker, Salz und Pfeffer abschmecken und mit Petersilie bestreut servieren. Dazu passt frisches Brot oder Baguette.

Brotaufstriche

Altbier-Apfelsaft-Gelee mit Zimt

Für 3 Gläser à 450 g

0,33 l Altbier
0,9 l Apfelsaft
1 P. Gelierzucker 3:1
2 Stangen Zimt

Das Bier und den Apfelsaft in einen sehr hohen Topf füllen (damit nichts überschäumt), den Gelierzucker zugeben und gut verrühren. Die Zimtstangen in kleine Stücke brechen und dazugeben. Nach Anleitung auf der Packung alles zu Gelee einkochen. Die Zimtstangen entfernen. Das Gelee, wenn nötig, abschäumen, sofort in Twist-off-Gläser füllen, verschließen und die Gläser für ca. 5 Minuten auf den Kopf stellen.

Biergelee

für 4 Gläser à 200 ml

330 ml Bier (schmeckt mit hellem und mit dunklem Bier)
½ P. Gelfix
500 g Zucker

Das Bier in einen Kochtopf geben. Das Gelfix mit 2 EL von dem Zucker vermischen, zu dem Bier geben und alles bei starker Hitze zum Kochen bringen. Unter ständigem Rühren sprudelnd kochen lassen, den restlichen Zucker hinzufügen. Mindestens 3 Minuten sprudelnd kochen. Abschäumen und in vorbereitete Twist-off-Gläser füllen. Die Gläser verschließen, umdrehen und ca. 5 Minuten auf dem Kopf stehen lassen.

Bier-Schinken-Aufstrich

500 g Kochschinken
2–3 EL Schmand
200 ml dunkles Bier
1 Chilischote
2 EL Paprikapulver edelsüß
1 TL Cayennepfeffer
½ Bund Petersilie
Salz
Pfeffer

Den Schinken klein schneiden und mit dem Schmand vermischen. Mit dem Zauberstab fein pürieren. Das Bier langsam angießen, damit eine cremige Masse entsteht. Chilischote entkernen und sehr klein schneiden. Nach und nach die Gewürze zugeben und gut untermischen. Gekühlt servieren.

Grünkern-Altbier-Aufstrich

Für 6 Personen

100 g Grünkern, fein gemahlen
250 ml kochendes Wasser
125 ml Altbier
125 g Butter
2 kl. Zwiebeln
Muskatnuss
Kräutersalz
Koriander

Majoran	Pfeffer
Salz	Thymian

Den Grünkern mit dem Wasser und anschließend mit dem Bier zu einem zähflüssigen Brei verrühren. Ca. 60 Minuten ausquellen lassen. Die Butter nach und nach mit der lauwarmen Masse verrühren. Zwiebeln sehr fein würfeln, dazugeben, mit den Gewürzen kräftig abschmecken. Ca. 12 Stunden durchziehen lassen.

Obatzder

500 g reifer Camembert	Pfeffer
250 g Doppelrahmfrischkäse	Weißbier
80 g Butter, weich	2 kl. Zwiebeln
Salz	Kümmel

Camembert, Doppelrahmfrischkäse und Butter mit einer Gabel zerdrücken, mit Salz und Pfeffer abschmecken. Das Bier langsam angießen und unterrühren, damit eine streichfähige Masse entsteht. Im Kühlschrank aufbewahren. Zwiebel in feine Ringe schneiden. Diese zusammen mit Kümmel über die Masse streuen, dazu eine Brez'n reichen.

Hauptgerichte

Hauptgerichte mit Fisch und Meeresfrüchten

Aal in Petersilien-Bier-Sud

1 kg grüner Aal
Saft von 1 Zitrone
1 Bund Petersilie
2 Zwiebeln
½ l helles Bier
1 Lorbeerblatt
3 Wacholderbeeren
5 Pfefferkörner
Salz
Pfeffer
3 EL Butter
4 gestr. EL Mehl

Aal häuten, ausnehmen, abspülen und in fingerlange Stücke schneiden. Die Aalstücke mit dem Zitronensaft beträufeln und 10 Minuten stehen lassen.
Inzwischen die Stängel der Petersilie abtrennen, die Blätter hacken, die Zwiebeln fein würfeln. Das Bier mit Lorbeerblatt, Wacholderbeeren, Pfefferkörnern und Petersilienstängeln erhitzen, die Zwiebeln hinzufügen. Den Sud einmal aufkochen.
Die Aalstücke salzen und hinzugeben, zugedeckt 20 Minuten ziehen lassen. Den Aal herausnehmen und beiseitestellen. Die Brühe durch ein feines Sieb abgießen, ebenfalls beiseitestellen. Die Butter in einem Topf erhitzen, das Mehl darin anbräunen, unter ständigem Rühren nach und nach die Fischbrühe hineingießen, 5 Minuten kochen lassen. Mit Salz, Pfeffer und Zitronensaft abschmecken, die Aalstücke hineingeben, aber nicht kochen. Die gehackten Petersilienblätter untermischen und servieren.

12 Ein Hauch von Exotik: eine Panade aus Bier und Kokosraspeln zu Fisch oder Meeresfrüchten

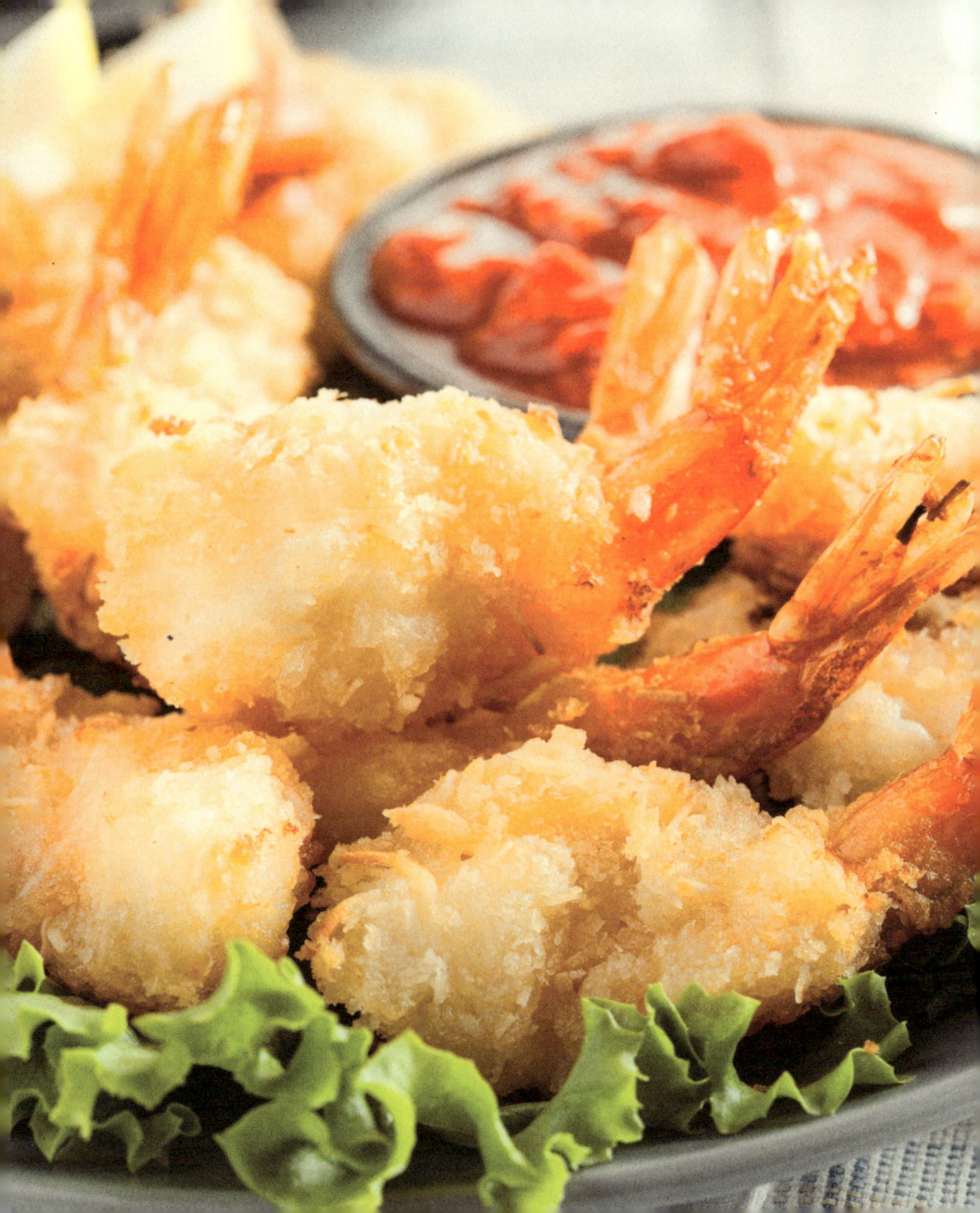

Bier-Kokos-Garnelen

1 Flasche Bier
2 Tassen Mehl
½ TL Backpulver
1 TL Paprikapulver, edelsüß
1 TL Pfeffer, schwarz
1 TL Zwiebelpulver
1 TL Oregano
1 TL Thymian
2 TL Salz
2 TL Cayennepfeffer
1 TL Knoblauchpulver
1 kg Garnelen, gesäubert, mit Schwanz
3 Tassen Kokosraspel
Öl zum Frittieren

Bier, Mehl und Backpulver zu einem Teig verrühren. Die Gewürze gut vermischen und dazugeben. Die Garnelen in den Teig eintauchen und in den Kokosraspeln rollen. Dabei die Kokosraspeln etwas andrücken. In einem hohen Topf in heißem Öl oder in der Fritteuse eine Minute frittieren.

Kabeljau in Bier-Tempura-Panade

Öl zum Frittieren
240 ml kaltes Bier
1 Ei, verquirlt
200 g Mehl, gesiebt
1 TL Salbei, getrocknet
Salz
Pfeffer
1 kg Kabeljaufilet
2 Limetten

Die Fritteuse vorheizen oder das Öl in einem tiefen Topf auf mittlerer Stufe erhitzen. Das Bier unter Rühren zu dem Ei geben, dann das Mehl mit dem Schneebesen unterrühren, bis ein glatter Teig entsteht. Den Salbei dazugeben, mit Salz und Pfeffer abschmecken.

Den Kabeljau in Streifen schneiden, erst in die Panade tunken und dann sofort in das heiße Fett geben. In 5–7 Minuten knusprig braun frittieren. Auf Küchenpapier abtropfen lassen. Limetten in Spalten schneiden und auf dem Kabeljau garnieren. Heiß servieren.
Dazu passen z. B. Remouladensoße und Kartoffelsalat.

Karpfen mit Lebkuchenglasur in Braunbiersoße –
Das besondere Rezept

60 g Lebkuchen unglasiert	0,75 l Braunbier
1 große Zwiebel	2 Lorbeerblätter
100 g Knollensellerie	6 Pimentkörner
1 Karpfen von ca. 2 kg	6 Wacholderbeeren
Salz	Salz
Pfeffer	Zucker
1 Zitrone	Pfeffer
70 g Butter	30 g Butter
etwas Mehl	30 g Mehl

Den Lebkuchen fein reiben. Zwiebel und Sellerie schälen und fein würfeln. Alles beiseitestellen. Den Karpfen häuten, ausnehmen, abspülen, in 4 Stücke zerteilen und mit Salz und Pfeffer würzen. Die Zitrone auspressen und den Fisch damit beträufeln. Die Butter in einer Pfanne erhitzen. Die Karpfenstücke in Mehl wenden und anschließend in der Butter von allen Seiten gleichmäßig anbraten, bis sie bräunen. Zwiebel- und Selleriewürfel zugeben und kurz mitbraten.
Den Lebkuchen über den Fisch geben. Das Bier langsam angießen. Die Ge-

würze in ein Mullsäckchen füllen und in die Soße hängen. Mit Salz, Zucker und Pfeffer abschmecken, Deckel auflegen und ca. 20 Minuten köcheln lassen. Das Netz mit den Gewürzen herausnehmen. Den Fisch auf eine vorgewärmte Platte legen. Butter und Mehl verkneten und in die Soße rühren. Noch einmal abschmecken. Dazu passen z. B. Kartoffeln, Klöße und Salat.

Miesmuscheln mit Lauch in dunkler Biersoße

2 kg Miesmuscheln
100 g Lauch
100 g Möhren
100 g Zwiebeln
100 g Staudensellerie
1 Knoblauchzehe
1 Thymianzweig
1 Rosmarinzweig
3 Lorbeerblätter
60 g Butter
¼ l Bier
Salz
Pfeffer
200 ml Sahne
1 kl. Bund Petersilie, gehackt

Die Muscheln putzen, gründlich waschen, geöffnete aussortieren. Das Gemüse putzen und in feine Streifen bzw. Scheiben schneiden. Zusammen mit den Gewürzen in der Butter anschwitzen. Die Muscheln dazugeben, das Bier angießen. Mit Salz und Pfeffer abschmecken. Zugedeckt ca. 10 Minuten kochen.
Die Muscheln in eine Schüssel geben. Den Fond mit der Sahne aufgießen und abschmecken. Über die Muscheln gießen und mit der Petersilie bestreuen.

Paella mit Bier

4 Zwiebeln
4 Knoblauchzehen
1 Paprika, gelb
1 Paprika, grün
1 Paprika, rot
3 große Fleischtomaten
3 Hähnchenbrustfilets
1 P. TK-Tintenfischringe
1 P. TK-Gambas, ganz
1 P. Gambas, geschält
Salz, Pfeffer
0,125 g Safran
½ l Bier
1 kg Reis
400 ml Wasser

Zwiebeln hacken, Knoblauch auspressen, Paprikaschoten und Tomaten fein würfeln. Das Hähnchenbrustfilet in mundgerechte Stücke schneiden. Zwiebeln, Knoblauch und Paprika in einer großen Pfanne anbraten. Fleischtomaten, Hähnchen und Calamares hinzufügen. Wenn beides fast gar ist, die Gambas dazugeben. Mit Salz, Pfeffer und Safran abschmecken. Das Bier angießen. Den Reis hinzufügen, mit dem Wasser auffüllen und 15–20 Minuten kochen. Nach 10 Minuten Kochzeit die Gambas mit Schalen obenauflegen.

Hauptgerichte mit Fleisch

Bierfleisch

Für 5 Personen

1 kg Schweinefleisch
3 Zwiebeln
2 Knoblauchzehen
350 g Tomaten
2 rote Paprika
1 rote Chili
5 EL Olivenöl
Salz

Pfeffer
300 ml helles Bier
1 Lorbeerblatt
1 Msp. Kreuzkümmel
1 EL Oregano, frisch
1 EL Petersilie, fein gehackt

Schweinefleisch abspülen, trocken tupfen und in 3 cm große Würfel schneiden. Zwiebeln fein würfeln, Knoblauch hacken, Tomaten enthäuten, entkernen und würfeln, Paprika und Chili entkernen und würfeln.
In einem Bräter das Öl erhitzen, das Fleisch darin anbraten, salzen und pfeffern. Zwiebeln und Knoblauch hinzufügen und glasig dünsten. Tomaten, Paprika und Chili dazugeben. Bier dazugießen und mit Lorbeer, Kreuzkümmel und Oregano abschmecken.
Im geschlossenen Topf bei mäßiger Hitze ca. 45 Minuten schmoren. Die Petersilie unterheben und servieren. Dazu passt Reis.

Ente mit Schwarzbier-Soße

Achtung: ca. 2 Stunden Bratzeit!

1 Ente
Hähnchengewürz
250 g Hähnchenleber
2 Zwiebeln
200 g weiße Champignons
4 Knoblauchzehen
½ Flasche Schwarzbier
250 ml Entenfond im Glas
Thymian
Majoran
200 ml Sahne
Salz
Pfeffer

Die Ente küchenfertig vorbereiten, die Innereien klein schneiden, die graue Haut vom Magen entfernen. Den Ofen auf 200 °C vorheizen.

Die Innen- und die Außenseite der Ente mit dem Hähnchengewürz einreiben. Mit der Brust nach unten im Bräter ca. 2 Stunden schmoren.
In der Zwischenzeit die Hähnchenleber in 2 cm große Stücke schneiden, die Zwiebeln fein würfeln, die Champignons in Scheiben schneiden und die Knoblauchzehen auspressen. Alles beiseitestellen.
Nach einer Stunde die Ente im Ofen drehen, dann alle 10 Minuten mit dem Bier begießen. Nach einer weiteren Stunde den Bräter aus dem Ofen nehmen, die Soße in eine Schüssel gießen, die Ente bei 80 °C wieder in den Ofen schieben.
Das Fett von der Bratensoße abschöpfen. 5 EL davon in einer Pfanne erhitzen. Enteninnereien, Hähnchenleber, Zwiebeln und Champignons darin anbraten. Die Innereien sollen braun, die Zwiebeln hellbraun sein. Knoblauch, Entenfond aus dem Bräter und Entenfonds aus dem Glas dazugeben. Mit Thymian und Majoran abschmecken. Bei hoher Temperatur die Soße um ⅓ reduzieren. Mit der Sahne aufgießen, wieder zum Kochen bringen, mit Salz und Pfeffer abschmecken.
Die Ente aus dem Ofen nehmen und tranchieren. Sofort servieren, am besten mit Klößen und Rotkohl.

Irish Stew mit Guinness und Pilzen

4 Lammkeulensteaks (ca. 500 g)
1 kg mehlig kochende Kartoffeln
500 g Möhren
1 große Zwiebel
125 g kl. Pilze
Salz
Pfeffer
3 EL Petersilie
2 TL Thymianblättchen
250 ml Fleischbrühe
250 ml Guinness

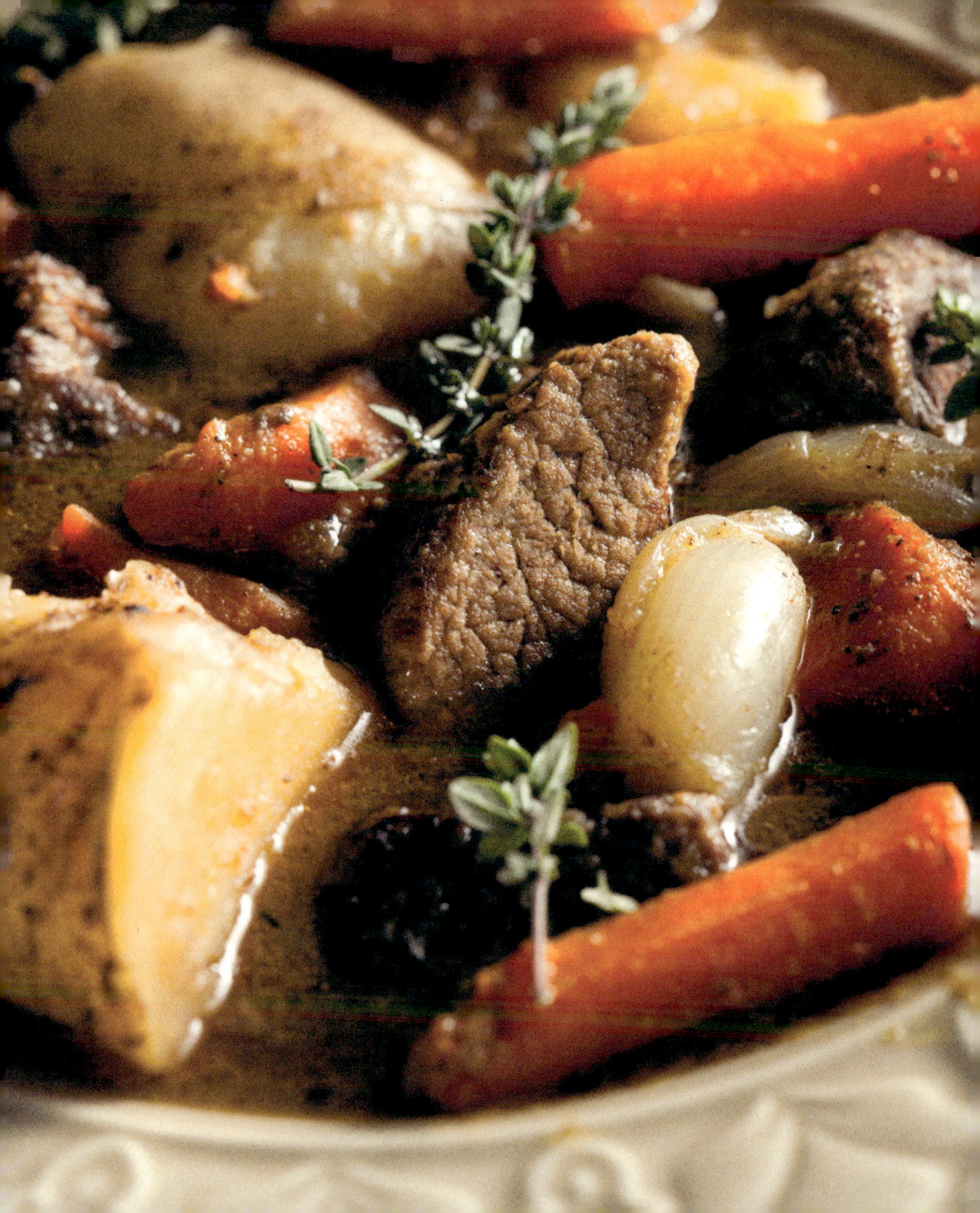

Den Backofen auf 160 °C vorheizen.

Von den Lammkeulensteaks das Fett entfernen, dann das Fleisch jeweils in 4 Teile zerteilen. Kartoffeln und Möhren schälen und in dicke Scheiben schneiden. Zwiebel in Scheiben schneiden. Lamm, Kartoffeln, Zwiebel, Möhren und Pilze in eine große Auflaufform aufschichten. Jede Lage mit den gehackten Gewürzen bestreuen. 1EL Petersilie und 1TL Thymian zum Dekorieren beiseitestellen. Als letzte Schicht Kartoffeln dazugeben. Die Brühe mit dem Guinness mischen und darübergießen.

Einen gut schließenden Deckel auf die Form legen. Zwei Stunden im Ofen garen. Fleisch und Gemüse sollen sich bei der Stäbchenprobe zart anfühlen.

Den Ofen auf 200 °C einstellen. Den Deckel von der Form nehmen, nochmals ca. 20 Minuten garen. Die obere Schicht Kartoffeln soll goldbraun und knusprig sein. Thymian und Petersilie darüberstreuen, sofort servieren.

Putenbrusttopf mit Pflaumen-Malzbier-Soße

1 kg Putenbrust
Salz
Pfeffer
Senf
Honig
Sonnenblumenöl
4 Zwiebeln
200 g Möhren
200 g Sellerie
200 g Lauch
¼ l Malzbier
1 l Wasser
3 EL klare Rindsbouillon
125 g Backpflaumen
½ Bund Petersilie
1 Lorbeerblatt
2 EL Senf
½ EL Honig
Salz
Pfeffer aus der Mühle

13 Zu Irish Stew schmecken Guinness oder das herbere Kilkenny besonders gut.

Die Putenbrust waschen, trocken tupfen und in Streifen schneiden. Das Fleisch mit Salz, Pfeffer, Senf und Honig einreiben. In einem Bräter das Öl erhitzen, das Fleisch portionsweise von allen Seiten darin anbraten und herausnehmen. Währenddessen Zwiebeln, Möhren und Sellerie in Würfel, den Lauch in Ringe schneiden. Das Gemüse in den Bräter geben und kurz anbraten. Malzbier und Wasser zugießen, die Rindsbouillon darin auflösen.
Die Backpflaumen klein schneiden, die Blättchen der Petersilie waschen und hacken. Backpflaumen, Petersilie, Lorbeerblatt und Fleisch in den Bräter geben und zum Kochen bringen. Den Senf und den Honig einrühren. Mit Salz und Pfeffer würzen und weitere 10 Min. schmoren lassen.
Dazu passt frisches Brot oder Baguette.

Safran-Hühnerbrust in Starkbierteig mit Sahnegemüse und Mie-Nudeln – Das besondere Rezept

Für 6 Personen

Achtung: 1 Stunde Marinierzeit!

Achtung: Es wird auf drei Platten gekocht, alles soll gleichzeitig fertig sein.

½ kl. Kürbis
2 EL Fischsoße (am besten Nam Pla, Asialaden)
4 Knoblauchzehen
Salz
1 Ei
1 Tasse obergäriges Starkbier
6 EL Mehl
0,02 g Safranfäden
4 Hühnerbrustfilets
Pfeffer
1 große Zwiebel
1 Lauchstange
1 Paprika, gelb
1 Paprika, rot
1 Rosenpaprika
200 ml Rapsöl
Salzwasser

200 g Mie-Nudeln	100 g Tomatenmark
2 Peperoni, rot, getrocknet	¼ l Gemüsebrühe
2 Rosmarinzweige	150 ml Schlagsahne

Den Kürbis in Stifte schneiden und in der Fischsoße eine Stunde marinieren lassen. Knoblauch auspressen und mit Salz verreiben. Das Ei trennen. Das Eiweiß beiseitestellen. Das Eigelb mit dem Bier und dem Knoblauch vermischen. Das Mehl hinzufügen, die Safranfäden unterheben, beiseitestellen. Hühnerbrustfilet in kleine Stücke schneiden und mit Salz und Pfeffer würzen. Zwiebel und Lauch in feine Ringe schneiden. Paprika und Rosenpaprika fein würfeln. Alles beiseitestellen.

100 ml Rapsöl in einer Pfanne erhitzen, 50 ml Rapsöl in einer zweiten Pfanne erhitzen, Salzwasser in einem Topf zum Kochen bringen.

Die Mie-Nudeln in dem Salzwasser nach Angabe auf der Packung garen. Das Eiweiß steif schlagen und unter das Ei-Bier-Knoblauch-Mehl-Safran-Gemisch heben. Leicht salzen, dann die Hühnerbrust in die Teigmasse legen, sodass das Fleisch vollständig bedeckt ist. Die Fleischstücke herausheben, in der ersten Pfanne bei starker Hitze backen, bis sie goldgelb werden.

In der zweiten Pfanne zunächst die Zwiebel schmoren, Paprika und Lauch hinzufügen, zum Schluss den abgetropften Kürbis. Peperoni und Rosmarinzweige hineinlegen. Gegen Ende der Schmorzeit das Tomatenmark dazugeben, mit der Hälfte der Fischsoße ablöschen, die Brühe zugießen, die Hitze reduzieren. Die Sahne zugießen, alles gut durchrühren.

Die Nudeln abgießen, salzen, in dem restlichen Öl in einer dritten Pfanne braten, dann die andere Hälfte der Fischsoße zufügen, alles zusammen sofort servieren.

Spanferkel in einer Soße aus dunklem Bier

6 Schalotten
2 Knoblauchzehen
4 Möhren
3 Petersilienwurzeln
300 g Sellerie
600 ml Fleischfond
1,2 kg Spanferkelschulter
200 ml dunkles Bier
etwas Bier zum Ablösen
2 TL Butter
Salz
Pfeffer

Den Backofen auf 200 °C vorheizen. Schalotten und Knoblauchzehen schälen, Möhren, Petersilienwurzel und Sellerie schälen und in Stücke schneiden. Das Gemüse in den Bräter geben, Fond hineingießen, das Fleisch darauflegen. Bei Ober- und Unterhitze ca. ½ Stunde braten. Etwas Fond angießen und weitere 60 Minuten schmoren, dabei das Gemüse hin und wieder wenden. Zum Ende der Garzeit hin das Bier nach und nach über die Schwarte gießen.

Den Ofen auf 220 °C stellen und weitergaren, bis eine knusprige Kruste entsteht. Das Fleisch herausnehmen, den Bratensatz mit etwas Bier ablösen. Die Soße durch ein Sieb in einen Topf geben, das Gemüse auf eine Platte legen. Die Soße kurz aufkochen lassen, den Topf von der Herdplatte nehmen. Die Butter hineinrühren, mit Salz und Pfeffer abschmecken. Die Soße über das Gemüse träufeln, das Fleisch darauf anrichten, mit der restlichen Soße übergießen. Dazu passen Klöße.

Vegetarische Hauptgerichte

Bier-Gorgonzola-Brot-Auflauf – Das besondere Rezept

4 Eier	225 g Gorgonzola
100 ml Milch	¼ l helles Bier
1 TL Salz	20 g Butter
1 TL Senf	20 g Semmelbrösel
8 Scheiben Toastbrot	Butterflocken zum Garnieren

Den Backofen auf 190 °C vorheizen. Die Eier trennen, die Eiweiße steif schlagen.

Die Eigelbe mit der Milch verrühren, mit Salz und Senf abschmecken. Toastbrot und Gorgonzola in Würfel schneiden. Circa ¾ der Toastwürfel und die Käsewürfel zur Eigelb-Milchmischung geben, alles vermischen und ca. 15 Minuten ziehen lassen, gelegentlich umrühren. Das Bier dazugießen, dann den Eischnee unterheben.

Eine Auflaufform mit der Butter einstreichen und mit den Semmelbröseln ausstreuen. Die Masse hineinfüllen, die restlichen Brotwürfel darüber verteilen und mit Butterflocken garnieren. Ca. 30 Minuten backen.

Chicorée-Bier-Schmortopf

4 Chicorée	Salz
100 g Butter	Pfeffer
500 ml helles Bier	3 EL Semmelbrösel
1 TL Zucker	3 EL Käse, gerieben
1 TL Instant-Hühnerbrühe	20 g Butter

Den Backofen auf 200 °C vorheizen. Den Chicorée putzen, das untere Ende keilförmig herausschneiden.
Einen Bräter mit 100 g Butter einfetten, den Chicorée hineinlegen, Deckel auflegen, bei mittlerer Hitze ca. 3 Minuten pro Seite garen, bis der Chicorée langsam braun wird. Das Bier aufgießen, den Zucker und die Hühnerbrühe zugeben, mit Salz und Pfeffer abschmecken. Zugedeckt weitere 20 Minuten schmoren.
Den Chicorée herausnehmen und in eine Auflaufform geben. Den Bratensaft im Bräter einkochen, bis er sirupartig wird. Die Soße über den Chicorée gießen, mit Semmelbröseln und Käse bestreuen. Die Butter in Flöckchen darüber verteilen. Den Auflauf überbacken, bis die Kruste goldbraun wird. Sofort servieren.

Gurken-Tomaten-Pfanne mit Bier und Dill-Sahne

500 g Salatgurken
1 EL Essig
100 g Speck, durchwachsen
1 Zwiebel
1 EL Butter
Salz
Pfeffer
125 ml helles Bier
500 g Tomaten
1 TL Speisestärke
Wasser
1 Bund Dill
4 EL Sahne

Salatgurken schälen und in fingerdicke Scheiben schneiden. Den Essig über die Gurken geben und ziehen lassen. Speck und Zwiebel in Würfel schneiden. Die Butter in einer Pfanne zerlassen, den Speck darin hellbraun anbraten, die Zwiebel dazugeben. Alles kurz anbraten, die Gurken hinzufügen,

14 Helles Bier und gedünstetes Gemüse – eine besondere Mischung für heiße Tage

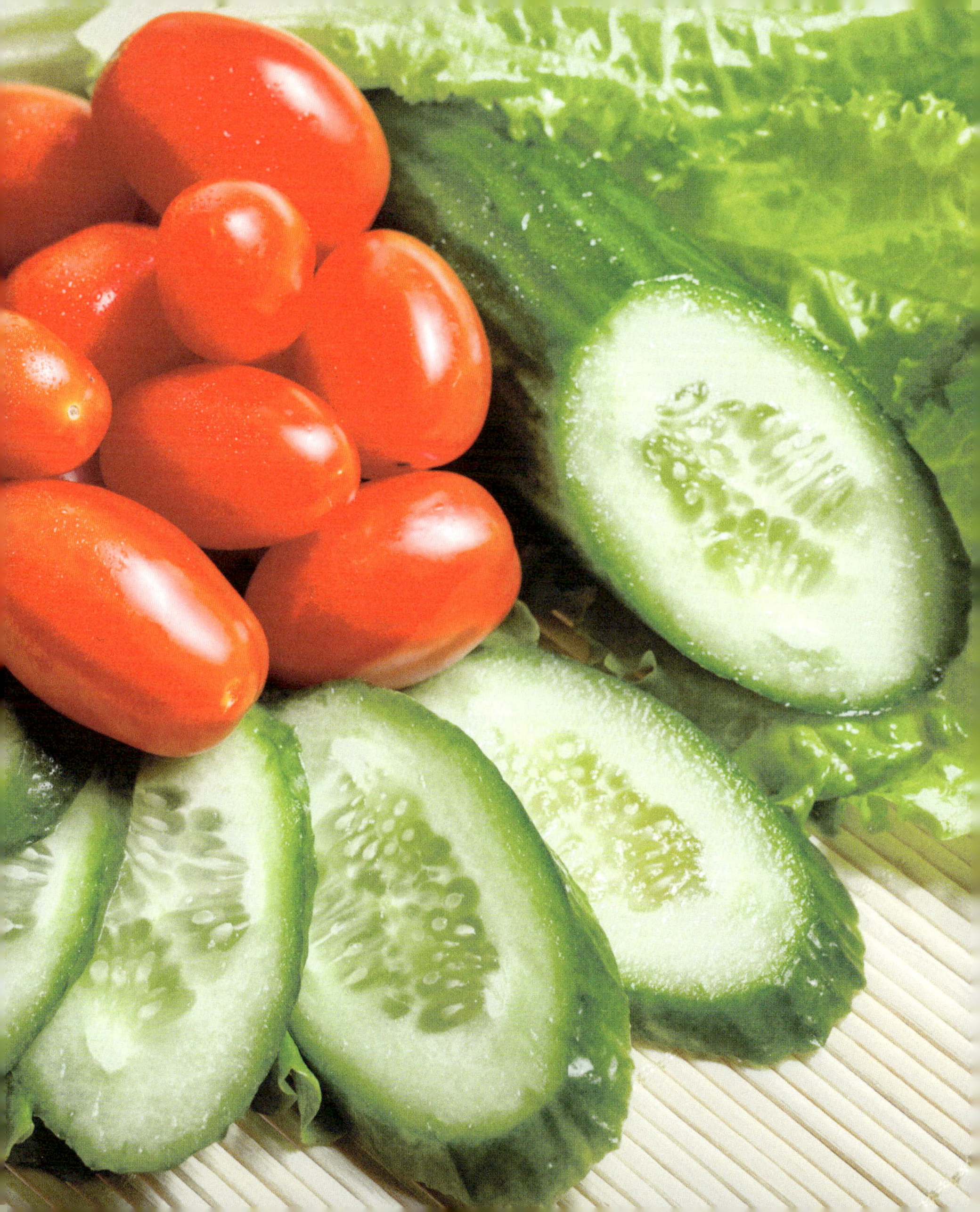

5 Minuten dünsten. Mit Salz und Pfeffer abschmecken, das Bier angießen. Bei kleiner Hitze zugedeckt 15 Minuten schmoren lassen. Die Tomaten häuten und vierteln. In den letzten 5 Minuten die Tomaten mitgaren.
Die Speisestärke in etwas Wasser auflösen, in die Pfanne geben, alles kurz aufkochen lassen. Den Dill klein hacken und mit der Sahne vermischen. Dies in die Pfanne rühren.
Dazu passt frisches Brot oder Baguette.

Lauchkartoffeln mit Käse-Bier-Kruste

8 große Kartoffeln
100 g Lauch
2 Knoblauchzehen
2 TL Butter
120 g Reibekäse
6 EL Crème fraîche
2 EL Majoran
1 TL Salz
Pfeffer
Muskat
300 ml Bier
Fett für die Formen

Die Kartoffeln mit Schale in siedendem Wasser ca. 25 Min. kochen, etwas abkühlen lassen, aushöhlen, einen ca. 1 cm breiten Rand stehen lassen. Die ausgehöhlte Masse mit einer Gabel zerdrücken. Lauch in feine Scheiben schneiden, Knoblauch fein hacken. Die Butter erhitzen, Lauch und Knoblauch dazugeben, ca. 5 Minuten anschwitzen. Mit der Kartoffelmasse, der Hälfte des geriebenen Käses, Crème fraîche und Majoran mischen. Mit Salz, Pfeffer und Muskat abschmecken und in die Kartoffeln füllen.
Die gefüllten Kartoffeln in gefettete Gratinförmchen stellen, mit dem restlichen Käse bestreuen, das Bier gleichmäßig angießen. Die Förmchen mit Alufolie abdecken und im vorgeheizten Backofen bei 200 °C auf der mittle-

ren Schiene ca. 10 Minuten backen. Dann die Alufolie entfernen und weitere 15 Minuten backen. Sofort servieren.

Nudeln mit Bier-Tomatensoße

1 Zwiebel
1 rote Paprika
1 grüne Paprika
Knoblauchzehe
1 Zucchini
Öl zum Braten
1 Dose Pizzatomaten
250 ml Bier
Salz
Pfeffer
Paprika
Cayennepfeffer
Basilikum
500 g Nudeln

Zwiebel, Paprika, Knoblauch und Zucchini fein würfeln. Die Zwiebel in dem Öl glasig dünsten, Paprika, Knoblauch und Zucchini dazugeben und weiterdünsten. Die Tomaten hinzufügen, das Bier angießen und 20–30 Minuten (bis zur gewünschten Konsistenz) einkochen lassen. Mit den Gewürzen abschmecken.
Die Nudeln nach Packungsanleitung kochen und mit der Soße servieren.

Pils-Gemüse-Fondue

1 kg gemischtes Gemüse (Auberginen, Broccoli, Champignons, Paprika, Zucchini etc.)
1 kg Frittierfett

Für den Teig:

2 Eier
1 EL Zucker
250 g Mehl
½ Flasche Pils
1 EL Öl
2 EL Milch
Salz
Pfeffer
Gewürze nach Belieben

Gemüse in mundgerechte Stücke schneiden. Fett erhitzen. Die Eier mit dem Zucker schaumig rühren. Mehl, Bier, Öl und Milch hinzufügen und alles zu einem zähen, dickflüssigen Teig verrühren. Mit Salz, Pfeffer und ggf. weiteren Gewürzen abschmecken.
Das Gemüse aufspießen, in den Bierteig tauchen, dann im heißen Fett frittieren.

Soßen und Marinaden

Bierschaumsoße zu Fisch oder Fleisch

1 Zwiebel
1 Möhre
1 Lauchstange
10 g Butter zum Anschwitzen
1 Flasche Bier
Fischfond
1 Lorbeerblatt
20 g Butter in Stückchen, kalt
Bierlikör

Zwiebel und Möhre fein würfeln, Lauch in feine Ringe schneiden. Das Gemüse in der der Butter anschwitzen, mit dem Bier ablöschen. Den Fischfond mit dem Lorbeerblatt dazugeben. Eine Stunde köcheln lassen, durch ein Sieb passieren. Die kalten Butterstücke dazugeben, mit einem guten Schuss Bierlikör abschmecken, alles mit dem Pürierstab gut durchmischen.

Bockbiermarinade zu Wild

Achtung: Marinierzeit 24–28 Stunden!

750 ml Bockbier
5 EL brauner Zucker
4 EL Balsamico, dunkel
1 EL Piment, zerstoßen
1 kl. Bund Thymian, gehackt
2 Lorbeerblätter

Alle Zutaten in einer großen Schüssel miteinander vermischen. Das Fleisch dazugeben, darin wenden und 24–48 Stunden im Kühlschrank marinieren.

Honig-Malzbier-Soße zu Schweinebraten

3 EL flüssiger Honig
200 ml Malzbier
Bratenfonds
1 gehäufter EL Mehl
2–3 EL kaltes Wasser
Salz
Pfeffer

Den Honig und das Bier verrühren und 10–15 Minuten vor Ende der Bratzeit über den Braten gießen. Den Braten herausnehmen, den Fond durchsieben und aufkochen. Das Mehl mit dem Wasser anrühren, in den Fond geben und ca. 1 Minute köcheln lassen. Mit Salz und Pfeffer abschmecken.

Kölsch-Soße zu Hähnchenfleisch

4 große Zwiebeln
Fett zum Anbraten
500 ml Kölsch
Salz
Pfeffer

Die Zwiebeln in Schnitze schneiden und in dem Fett glasig dünsten. Das Bier angießen, das Fleisch dazugeben, fertig garen. Die Soße reduzieren, mit Salz und Pfeffer abschmecken.

Pils-Marinade für Grillfleisch

Achtung: 12 Stunden Marinierzeit!

2 große Zwiebeln
200 ml Pils
2 EL Senf
1 Lorbeerblatt
20 Pfefferkörner
etwas Chilipulver
5 EL Öl

15 Bier gehört zum Grillen dazu – auch in Form von Marinade.

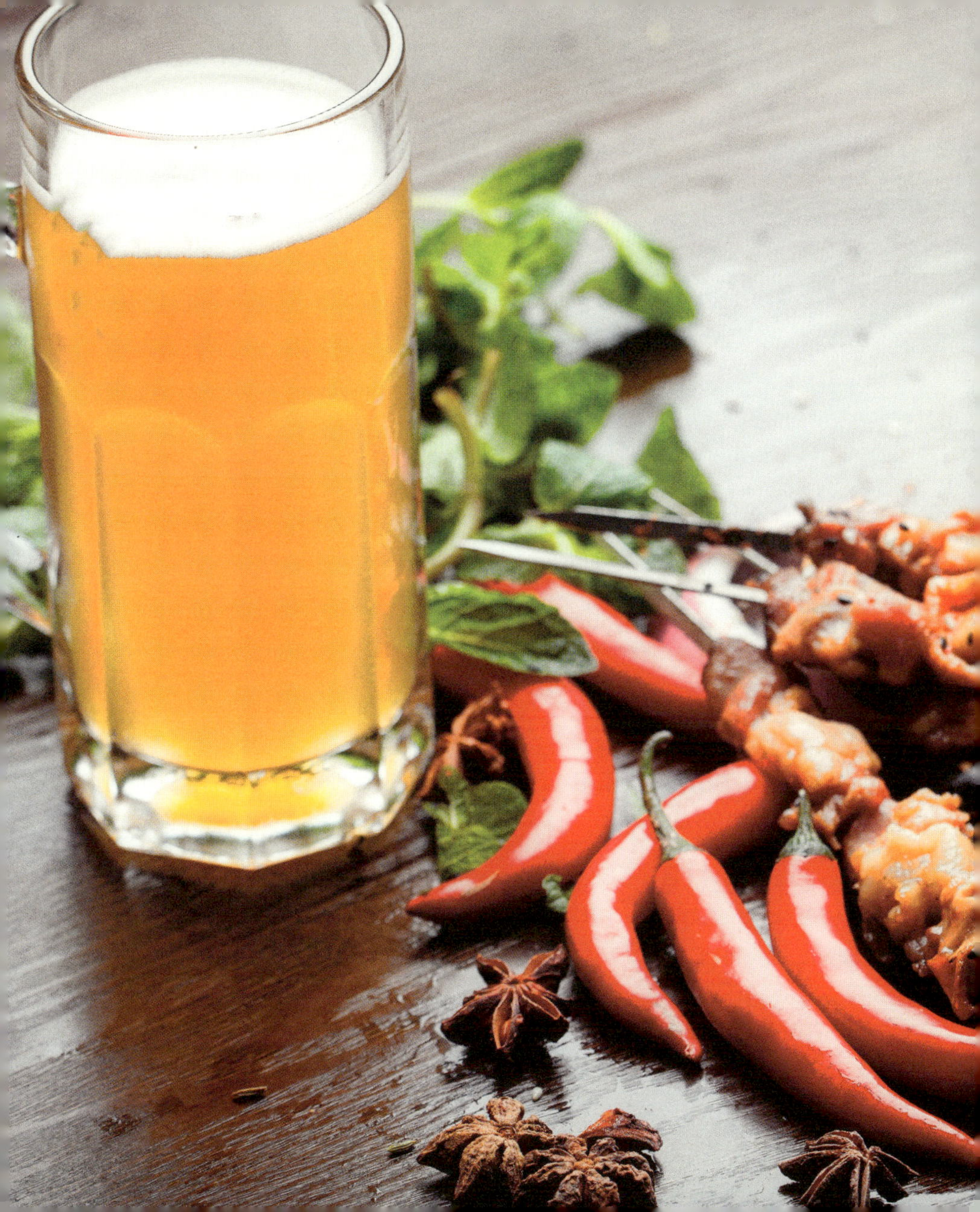

Zwiebeln in Ringe schneiden. Bier, Senf, Zwiebeln, Lorbeerblatt, Pfefferkörner und Chilipulver gut miteinander vermischen. Zum Schluss das Öl dazugeben. Das Grillfleisch über Nacht darin einlegen. Vor der Verwendung gut abtropfen lassen, ggf. abtupfen.

Schwarzbier-Soße zu Rindfleisch

Bratenfond
Wasser nach Bedarf
Majoran
Basilikum
1 kl. Dose Tomatenmark
2 EL Mehl
1 Flasche Schwarzbier
Pfeffer
Salz

Den Bratenfond mit Wasser aufkochen, mit Majoran und Basilikum würzen. Das Tomatenmark einrühren, mit dem Mehl binden. Unter Rühren nach und nach das Bier angießen. Mit Pfeffer und Salz abschmecken. Die Soße vor dem Garen über das Fleisch gießen.

Weißbier-Soße zu Kotelett

Achtung: Kühlzeit über Nacht!

2 Flaschen a 0,33 l Berliner Weiße natur
2 Flaschen a 0,33 l Mineralwasser
1 Zwiebel, geschält
8 Pimentkörner
2 Lorbeerblätter
2 EL Mehl
Bratfett
Salz

Berliner Weiße mit Wasser, Zwiebel und Gewürzen zum Kochen bringen, 20–30 Minuten köcheln lassen.
Das Mehl in dem Bratfett anschwitzen, in die Soße rühren, kurz aufkochen lassen, abschmecken. Die Gewürze entfernen, das Fleisch hineinlegen und über Nacht kalt stellen.

Biersoße zu Rouladen

Bratensatz von 4 Rouladen
500 ml dunkles Bier
300 ml Rinderfond
2 EL Basilikum, gehackt
Salz
Pfeffer
150 g Crème fraîche

Den Bratensatz mit dem Bier ablöschen und mit dem Fond aufgießen, kurz aufkochen. Die Rouladen im Schmortopf in dieser Soße bei geringer Temperatur ca. 90 Minuten schmoren lassen, dann herausnehmen und warm halten. Die Soße einkochen lassen, das Basilikum dazugeben, mit Salz und Pfeffer abschmecken. Mit Creme fraîche binden, die Rouladen wieder hineingeben und noch einmal kurz aufkochen.

Desserts

Geeiste Bockbiersuppe mit Früchten – Das besondere Rezept

Für die Suppe:

200 ml Sahne
100 ml Milch
1 Vanilleschote, halbiert
7 Eigelb
150 g Zucker
3 Blatt Gelatine
100 ml helles Bockbier

Für das Sorbet:

50 g Zucker
50 ml Wasser
0,7 l Bockbier
Saft von 1 Orange
Saft von 1 Zitrone
300 g Waldbeeren
100 g Rosinen, in Rum eingeweicht
frische Minze zum Garnieren

Suppe:

Sahne, Milch und Vanilleschote aufkochen. Eigelbe und Zucker schaumig schlagen. Die Gelatine einweichen. Die Milchsahne langsam in die Ei-Zucker-Mischung geben und erhitzen, aber nicht kochen. Langsam eindicken lassen, passieren. Die Gelatine ausdrücken und unterziehen. Abkühlen lassen, dann das Bier dazugeben und kalt stellen.

Sorbet:

Den Zucker und das Wasser kurz aufkochen und abkühlen lassen. Zusammen mit Bier, Orangen- und Zitronensaft in die Eismaschine oder in die Tiefkühltruhe geben (in diesem Fall gelegentlich umrühren).

Die Waldbeeren und die Rosinen in Suppenteller geben, mit Biersuppe auffüllen und mit der großen Tülle des Spritzbeutels das Sorbet darauf anrichten. Mit der Minze garniert servieren.

Schicht-Dessert mit Kölsch, Pumpernickel und Sauerkirschen

½ P. Pumpernickel	½ P. Vanille-Puddingpulver
1 Flasche Kölsch	200 ml Sahne
½ Glas Sauerkirschen	30 ml Kirschwasser
1–2 EL Zucker	1 Tafel Blockschokolade, zartbitter

Pumpernickel in eine Pfanne bröseln und leicht anrösten. Das Bier angießen und solange einkochen, bis die Masse wieder bröselig wird. Die Brösel in eine Schüssel geben und beiseitestellen.
Die Sauerkirschen in ein Sieb schütten, den Saft auffangen. Die Hälfte des Saftes in einen Topf geben, aufkochen und eindicken lassen. Den Sud mit 1–2 EL Zucker abschmecken, aufkochen und mit dem Vanille-Puddingpulver andicken. Die abgetropften Kirschen zu dem Sud geben, abkühlen lassen. Die Sahne aufschlagen und kurz bevor sie steif ist das Kirschwasser zugeben, dann ganz steif schlagen. Die Schokolade raspeln.
In einer großen Glasschüssel zunächst den Pumpernickel schichten, dann einige Kirschen, den Sud und zum Schluss eine Schicht Sahne. So fortfahren, bis alles aufgebraucht ist, mit Sahne abschließen. Auf der obersten Sahneschicht die Blockschokolade verteilen. Bis zum Servieren kalt stellen.

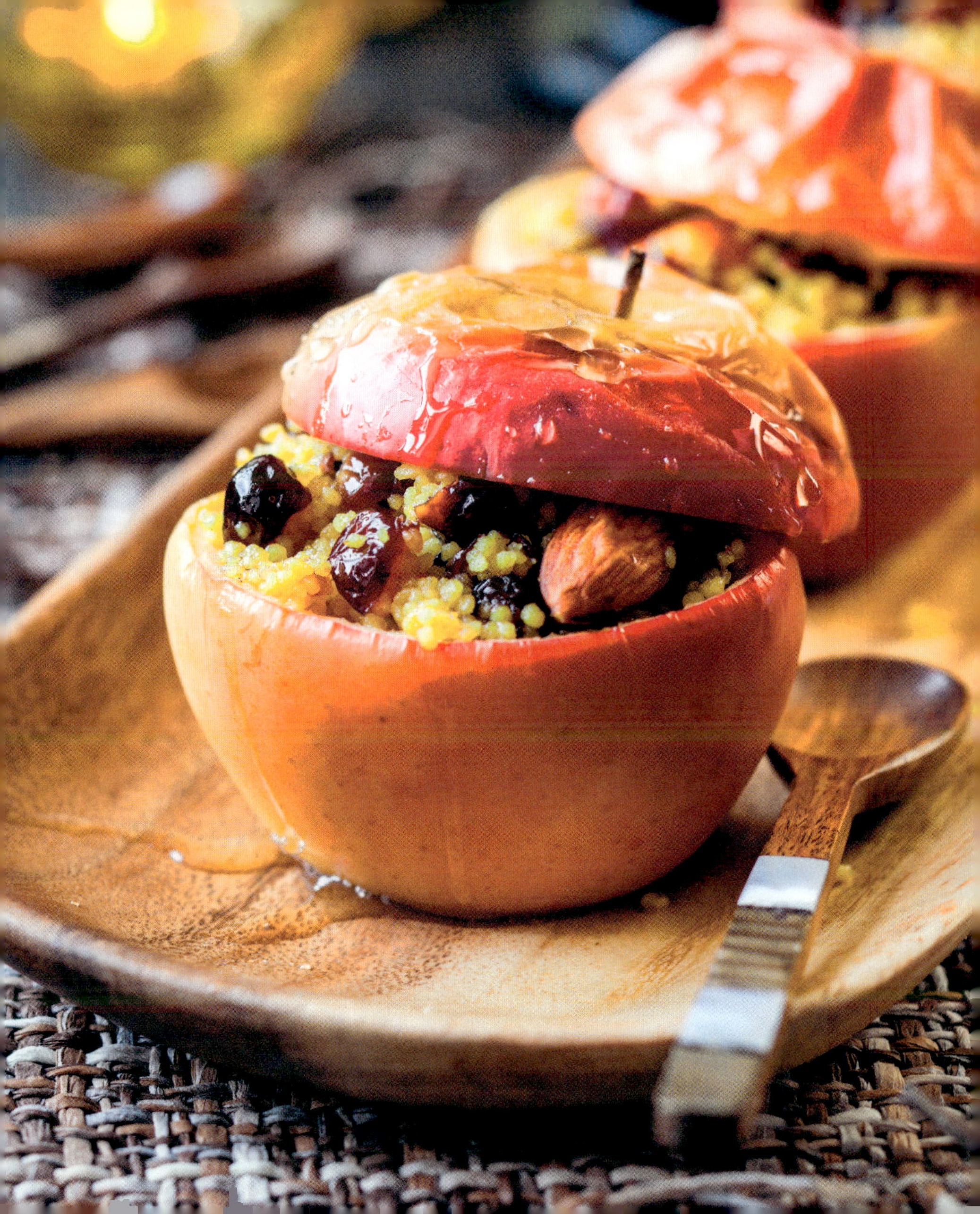

Schoko-Guinness-Eis

Achtung: mindestens 2 Stunden Kühlzeit!

160 ml Crème double
110 g Zartbitterschokolade
50 g Zucker
160 ml Guinness

Die Crème double in einem Topf bei mittlerer Temperatur erwärmen. Es sollen sich Bläschen bilden. Vom Herd nehmen, Schokolade und Zucker einrühren, bis sie geschmolzen sind. Dann langsam das Bier einrühren.
Den Topf mit einem gut schließenden Deckel kalt stellen, bis die Masse vollständig abgekühlt ist. Dann in eine Eismaschine gießen und nach Anweisung gefrieren lassen. Die Konsistenz soll weich sein.
Das Eis am besten in einen 2 l-Behälter mit Deckel geben und Klarsichtfolie auf die Oberfläche legen. Mindestens 2 Stunden oder über Nacht in der Tiefkühltruhe lassen.

Schwarzbier-Bratapfel

100 g Trockenfrüchte
4 große Äpfel
20 g Rosinen
150 ml Schwarzbier
1 Prise Zimt
2 Gewürznelken
1 Eigelb

Den Backofen auf 160 °C vorheizen. Die Trockenfrüchte klein schneiden, die Äpfel waschen und das Kerngehäuse ausstechen. Alles beiseitestellen.
Rosinen, Bier, Zimt und Nelken aufkochen. Das Eigelb verquirlen und mit den Trockenfrüchten und der Rosinenmischung vermengen, in die Äpfel füllen. 15–20 Minuten backen.

16 Bratapfel einmal anderes ... nicht nur im Winter ein Genuss

Orangen-Pils-Mousse an zweierlei Früchten

Achtung: Auftauzeit für die Beeren sowie 4–5 Stunden Kühlzeit!

400 g TK-Erdbeeren
400 g TK-Brombeeren
3 Orangen
Blatt weiße Gelatine
250 ml Pils
120 g Zucker
2 Eiweiß
150 ml Sahne
1 EL Zucker
1 EL Zitronensaft-Konzentrat
1 ½ EL weißer Rum
1 EL Zucker
1 EL Zucker
1 EL Zitronensaft-Konzentrat
1 ½ EL weißer Rum
1 EL Zucker
1 Sternfrucht zum Garnieren

Erdbeeren und Brombeeren auftauen lassen.
Von der Orange die Schale abreiben, die Frucht auspressen. Die Gelatine in kaltem Wasser einweichen. Orangensaft, Orangenschale, Pils und Zucker aufkochen, im offenen Topf auf ca. 250 ml einkochen lassen. Die ausgedrückte Gelatine in dem nicht mehr kochenden Sud auflösen und auf unter 30 °C abkühlen lassen. Eiweiß und Sahne getrennt steif schlagen. Den Eischnee und die Sahne vorsichtig unter den Sud heben und kalt stellen. Wenn die Masse geliert, kurz durchrühren, damit sich die Orangenschale gleichmäßig verteilt. 4–5 Stunden kalt stellen.
Die Erdbeeren mit dem Zauberstab pürieren, Zucker, Zitronensaft-Konzentrat, Rum und nochmals Zucker untermischen, dann durch ein feines Sieb passieren. Die Brombeeren ebenfalls mit dem Zauberstab pürieren, Zucker, Zitronensaft-Konzentrat, Rum und nochmals Zucker untermischen, dann durch ein feines Sieb passieren.

Mit einem gekühlten Löffel kleine Klöße aus der Mousse ausstechen und auf Dessertteller verteilen. Die Früchte daneben anrichten, mit der aufgeschnittenen Sternfrucht garniert servieren.

Ananas-Guinness-Zabaione mit Brombeersoße

Für die Soße:

100 g Brombeeren
Zucker
1 EL Brombeerlikör nach Belieben

4 Scheiben Ananas
Butter
1 TL grüne Pfefferkörner

Für die Zabaione:

100 ml Guinness
2 Eigelb
40 g Zucker

Ananasblätter zum Garnieren

Die Brombeeren mit dem Zucker aufkochen, pürieren und durch ein Sieb streichen. Nach Belieben mit dem Brombeerlikör abschmecken.
Die Ananas in der Butter zusammen mit den Pfefferkörnen von beiden Seiten leicht anbraten.
Alle Zutaten für die Zabaione mit einem Schneebesen gut verrühren. Im Wasserbad bei gerade siedender Temperatur zu festem Schaum schlagen. Die Zabaione auf Teller verteilen, die Ananasscheiben darauf anrichten, mit der Brombeersoße beträufeln.

Backwaren

Brot und Brötchen

Bierbrötchen mit Zimt und Honig

ein Rezept für den Brotbackautomaten
Achtung: 3–4 Stunden Vorlaufzeit!
Für 16 Brötchen:

275 ml dunkles Bier
15 g Butter, weich
1 Prise Zimt
¼ TL Salz
2 EL Honig
525 g Weizenmehl
1 TL Trockenhefe
30 g Butter, geschmolzen

Den Backofen auf 180 °C vorheizen. Die geöffnete Bierflasche bei Zimmertemperatur 3–4 Stunden stehen lassen.
Bier, weiche Butter, Zimt, Salz und Honig in den Brotbackautomaten geben. Das Mehl und die Hefe hinzufügen. Die Hefe darf nicht mit der Flüssigkeit in Berührung kommen. Den Brotbackautomaten einschalten, Programm wählen und starten.
Den aufgegangenen Teig aus dem Brotbackautomaten nehmen. Einen langen schmalen Laib formen, in einzelne Brötchen schneiden. Abgedeckt auf ein bemehltes Backblech legen und ca. 45 Minuten gehen lassen.
Die Brötchen mit der geschmolzenen Butter bestreichen. Ca. 30 Minuten backen, bis sie goldbraun sind.

Guinness-Brot mit Haferflocken und Buttermilch

75 g Haferflocken
250 g Vollkornmehl
100 g Zucker, braun
2 TL Backnatron
1 TL Backpulver
½ TL Salz
50 g Butter, geschmolzen
1 TL Vanilleextrakt
225 ml Buttermilch
1 Flasche Guinness

Den Backofen auf 220 °C vorheizen. Brotbackform einfetten.
Haferflocken, Mehl, Zucker, Backnatron, Backpulver und Salz in eine große Schüssel geben und gründlich vermischen. Butter, Vanilleextrakt, Buttermilch und Guinness in einer zweiten Schüssel verrühren. Die Mischung mit dem Mehl in die Schüssel mit dem Bier geben. Vorsichtig umrühren und alles gut vermischen.
Den Teig in die Form gießen. Bei 220 °C 30 Minuten backen, dann bei 200 °C weitere 30 Minuten.
Den Ofen abschalten, das Brot bei geöffneter Klappe 30 Minuten abkühlen lassen. Aus der Form nehmen, auf ein Gitter legen und ganz auskühlen lassen.

Honig-Bier-Brot

Achtung: Ruhezeit ca. 24 Stunden!
Für den Vorteig:
12 g Hefe
1 EL Honig
250 g Vollkorn-Weizenmehl
250 g Wasser

Für den Hauptteig:
150 g Roggenmehl
300 g Mehl Typ 550

4 EL Honig
100 ml Wasser
150 ml helles Bier
15 g Salz

Alle Zutaten für den Vorteig gut miteinander vermischen und ca. 24 Stunden stehen lassen.
Den Backofen auf 220 °C vorheizen.
Alle Zutaten für den Hauptteig zum Vorteig geben, ca. 5 Minuten langsam kneten, 30 Minuten ruhen lassen. Erneut ca. 5 Minuten kneten, zu einer Kugel formen, 10 Minuten ruhen lassen. In etwas Mehl wälzen und zu einer Kugel oder zu einem Laib formen.
Eine Schale heißes Wasser unten in den Backofen stellen. Das Brot bei 250 °C ca. 15 Minuten backen, dann bei 200 °C noch einmal 45 Minuten.
Abkühlen lassen, mit Butter servieren.

Irisches Früchtebrot mit Bier

225 g Butter, Zimmertemperatur
225 g brauner Zucker
4 Eier
285 g Weizenmehl, gesiebt
2 TL Lebkuchengewürz
225 g Rosinen
225 g Trockenfrüchte
110 g Nüsse
110 g Walnüsse
12 EL dunkles Bier

Den Backofen auf 170 °C vorheizen.
Die Butter mit dem Zucker schaumig rühren. Die Eier einzeln dazugeben und weiterrühren. Das Mehl und das Lebkuchengewürz hinzufügen und alles gut vermischen. Rosinen, Trockenfrüchte, Nüsse, Walnüsse und 4 EL Bier dazugeben, noch einmal gut durchmischen.

17 Leckere Versuchung: mit Bier gebackenes Früchtebrot

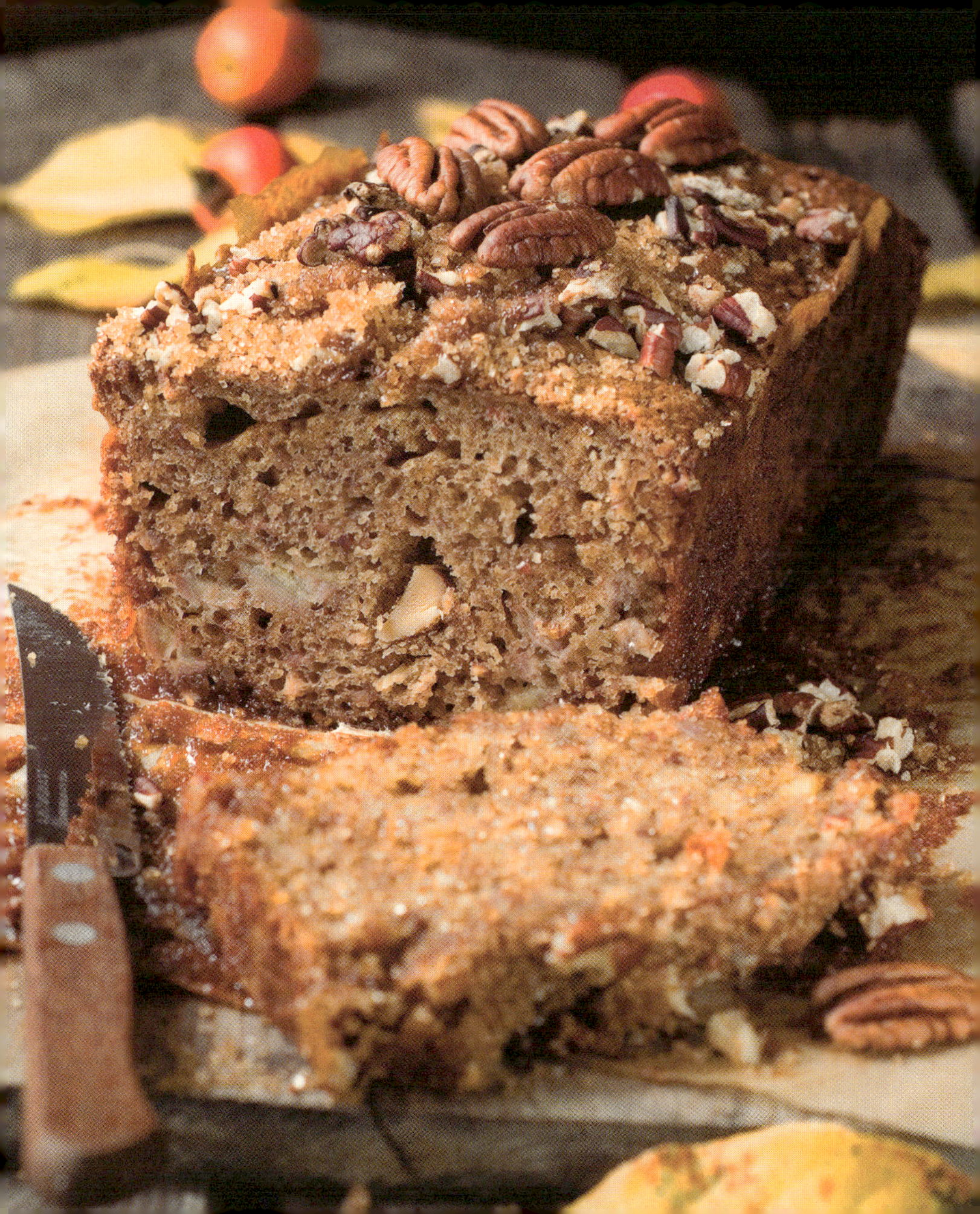

In einer Kastenform eine Stunde backen. Bei 150 °C weitere 1,5 Stunden backen. Das Brot in der Form vollständig auskühlen lassen. Einstechen und in die Löcher 8 EL Bier gießen. In Frischhaltefolie wickeln und ca. 1 Woche stehen lassen, bis das Brot weich ist.

Roggenbrötchen mit Hefeweißbier

Für 6 Personen

200 g Roggenvollkornschrot
300 g Roggenmehl
1 ½ TL Salz
½ P. Backpulver
50 g Schinkenwürfel
½ l Hefeweißbier

Den Backofen auf 200 °C vorheizen. Backblech mit Backpapier auslegen. Mehle, Salz, Backpulver und Schinkenwürfel vermischen. Das Bier angießen und alles zu einem glatten Teig verarbeiten. Aus je einem EL Teig Brötchen formen, auf das Backblech setzen und auf der Oberseite kreuzweise einschneiden. Ca. 30 Minuten backen.

Schwarzbier-Brot mit Ajvar

Achtung: Gehzeit 1–2 Stunden

1 TL Kräutersalz
125 g Roggenmehl
375 g Weizenmehl Type 550
1 EL Honig
300 ml Schwarzbier
½ Würfel Hefe
1 EL Öl
2 EL Ajvar (Schärfe je nach Geschmack)
2 TL Kreuzkümmel
Salzwasser zum Einpinseln

Das Kräutersalz unter die Mehle mischen. Den Honig in das Schwarzbier geben und verrühren, die Hefe zerkrümeln und dazugeben. Einige Minuten gehen lassen, dann die Mehlmischung zusammen mit dem Öl zu dem Hefeansatz geben. Ajvar und Kreuzkümmel untermischen und 1–2 Stunden an einem warmen Ort gehen lassen. Wenn der Teig sich verdoppelt hat, erneut durchkneten, dann zu einem Laib formen. Ein Blech mit Backpapier auslegen, den Teig daraufgeben und noch einmal 10 Minuten ruhen lassen.
In der Zwischenzeit den Backofen auf 200 °C vorheizen. Das Brot mit Salzwasser bestreichen und ca. 25 Minuten backen.

Würziges Bier-Chili-Brot

1 Würfel frische Hefe
300 ml dunkles Bier
500 g Roggenmehl
3 Knoblauchzehen
4 Chilischoten
1 TL Salz

Den Backofen auf 200 °C vorheizen.
Die Hefe zerkrümeln, mit dem Bier übergießen und auflösen. Mit dem Mehl zu einem Teig verrühren, an einem warmen Ort ca. 60 Minuten gehen lassen. Knoblauch und Chili fein hacken. Knoblauch, Salz und Chili zu dem Teig geben und gut untermischen. Den Teig kräftig durchkneten, zu einem Laib formen, in Mehl wälzen und weitere 20 Minuten gehen lassen. Ca. 45 Minuten backen.

Kuchen, Torten und Gebäck

Bier-Gugelhupf

60 g Butter, weich
250 g Zucker
2 frische Eier
400 g Mehl
120 g Zitronat
250 g Sultaninen
1 TL Natron
¼ l Bier
1 P. Schokoladenkuvertüre

Den Backofen auf 170 °C vorheizen.
Butter und Zucker schaumig rühren, die Eier hinzugeben.
Mehl, Zitronat, Sultaninen und Natron gut mischen, abwechselnd mit dem Bier in den Teig rühren. Den Teig in eine gefettete Gugelhupfform füllen, auf der mittleren Schiene ca. 60 Minuten backen.
Vor dem Abkühlen mit der Schokoladenkuvertüre, nach Packungsanweisung zubereitet, überziehen.

Irische Schokoladentorte mit Guinness – Das besondere Rezept

Für den Kuchen:
100 g Zartbitterschokolade
250 ml Guinness
250 g Butter
400 g Zucker
115 g saure Sahne
2 frische Eier
275 g Mehl
1 TL Natron

Für die Schokoladenglasur:
125 g Zartbitterschokolade
115 g Butter
75 ml Guinness
115 g Frischkäse, Zimmertemperatur
1 TL Vanilleessenz
40 g Kakao
500 g Puderzucker, gesiebt

Den Backofen auf 180 °C vorheizen.
Für den Kuchen die Zartbitterschokolade in Stücke brechen. Schokolade, Guinness, Butter und Zucker im Wasserbad bei niedriger Temperatur erwärmen, bis die Schokolade geschmolzen ist. So weit abkühlen lassen, wie die Schokolade noch weich ist.
Saure Sahne und Eier unter die Schokoladenmischung rühren. Mehl und Natron vermischen und ebenfalls gut unterrühren. Es dürfen sich keine Klumpen bilden.
Den Teig auf zwei runde eingefettete und mit Mehl bestäubte Kuchenformen verteilen und ca. 40 Minuten backen. Die Kuchen auskühlen lassen.
Für die Glasur Zartbitterschokolade in kleine Stücke brechen. Schokolade, Butter und Guinness im Wasserbad schmelzen und abkühlen lassen.
Frischkäse, Vanilleessenz und Kakao gut verrühren. 100 g Puderzucker untermischen, dann die Schokoladenmischung dazugeben. Den restlichen Puderzucker unterrühren, bis die Masse die gewünschte Konsistenz hat.
Einen Kuchen mit etwas Glasur bestreichen, den zweiten daraufsetzen, alles mit Schokoladenglasur überziehen.

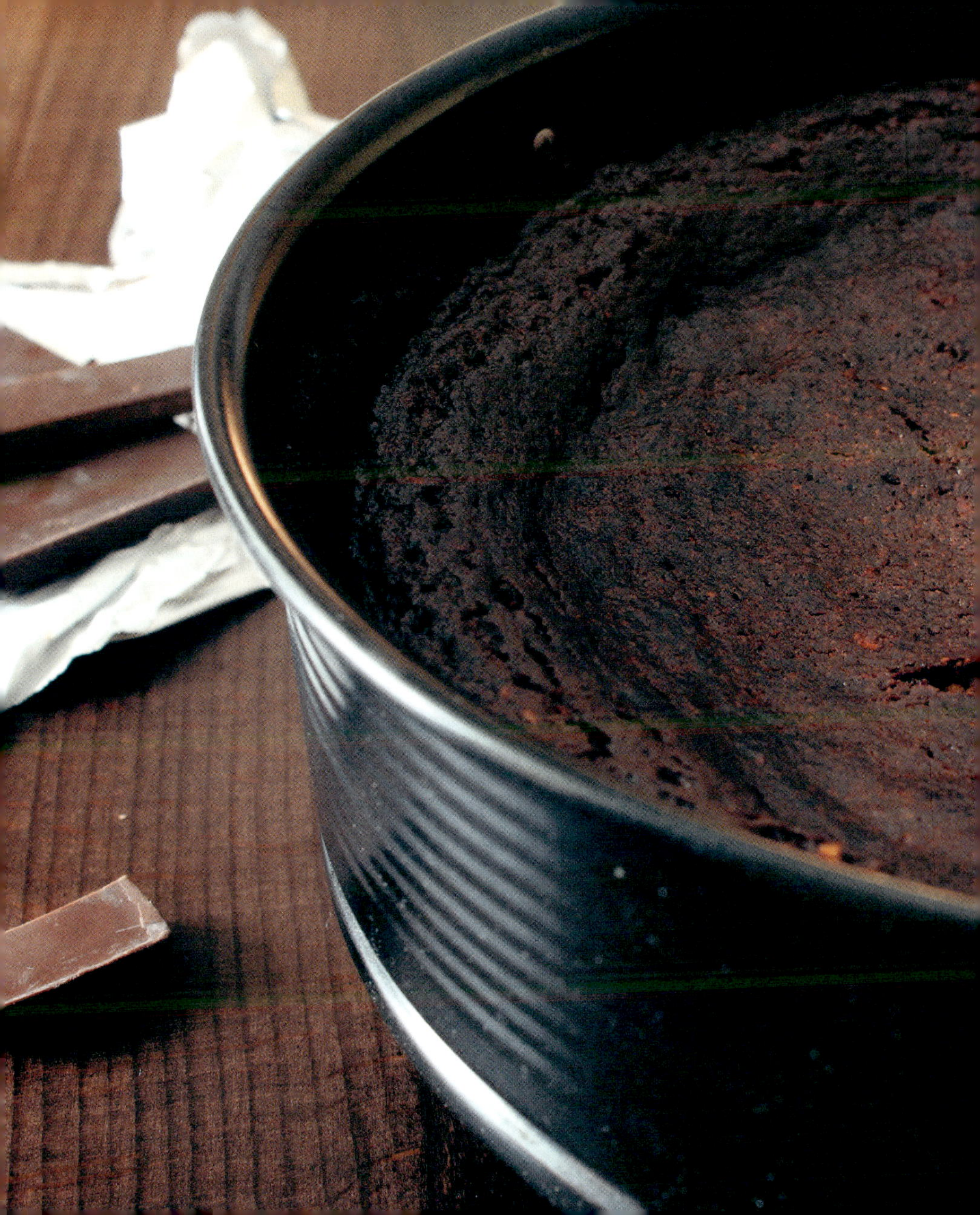

Tafelgebäck mit Soße aus dunklem Bier und Karamell

Für 12 Stück

Für das Gebäck:

250 g Mehl, gesiebt
15 g Hefe, frisch
1 TL Zucker
3 EL Milch, lauwarm
100 g Butter
2 Eier, frisch
Salz

Für die Soße:

150 g Zucker
500 ml dunkles Bier
100 ml Sahne
1 Eigelb
Zucker

Den Backofen auf 200 °C vorheizen. Backförmchen einfetten.
Für das Gebäck das Mehl in eine Schüssel geben, in der Mitte eine Mulde formen, die Hefe hineinbröckeln, mit Zucker und Milch verrühren, zudecken und ca. 15 Minuten gehen lassen. Die Butter schmelzen, mit Eiern und Salz zum Vorteig geben. Erst mit dem Knethaken, dann mit den Händen kräftig kneten. Der Teig soll Blasen werfen.
Den Teig zu einer Rolle formen und 12 etwa gleich große Stücke abschneiden. Aus jedem Stück zwei Kugeln formen: eine in Tennisballgröße, eine in Kirschgröße. Die große Kugel in ein Förmchen setzen, die kleine darauf. Weitere 10 Minuten gehen lassen.
Für die Soße den Zucker schmelzen, mit Bier ablöschen, um die Hälfte reduzieren. Sahne unterrühren, um ein Drittel einkochen, abkühlen lassen.
Das Gebäck mit dem verquirlten Eigelb bestreichen und auf der mittleren

18 Bier macht Kuchenteig locker und saftig.

Schiene ca. 15 Minuten backen. Etwas abkühlen lassen, dann herausnehmen. Mit Zucker bestreut und mit der Soße begossen servieren.

Vegane Bier-Muffins

Für ca. 20 Muffins

1 ½ Tassen Zucker
1 Tasse Pflanzenöl
½ l Bier
1 Banane
3 Tassen Mehl, gesiebt
1 P. Backpulver
1 Vanilleschote

Den Backofen auf 180 °C vorheizen.
Den Zucker in das Öl geben und gut verrühren, bis die Mischung schaumig wird. Das Bier angießen, die Banane mit der Gabel zerdrücken und unterheben. Das Mehl mit dem Backpulver esslöffelweise unterheben und gut vermischen. Die Vanilleschote auskratzen und das Mark unter den Teig mischen.
Muffinförmchen einfetten und den Teig auf die Förmchen verteilen. Ca. 20 Minuten backen.
Die Muffins gehen im Ofen gut auf, schrumpfen aber später wieder etwas zusammen.

Walnusskuchen mit Bier

4 frische Eier
200 g Zucker
600 g Mehl
1 P. Backpulver
200 ml Sonnenblumenöl
200 ml Bier

15 Walnüsse, halbiert
250 g Butter
250 g Puderzucker
Saft von 1 Zitrone

Den Backofen auf 160 °C vorheizen.
Eier und Zucker schaumig rühren. Mehl und Backpulver mischen, mit Öl und Bier zu der Eiermasse geben. Rühren, bis ein glatter Teig entsteht.
Den Teig auf ein gefettetes Backblech geben und mit den Nüssen belegen. Ca. 40 Minuten backen. Abkühlen lassen. Butter schmelzen. Puderzucker, Zitronensaft und Butter zu einem Guss verrühren und den Kuchen damit überziehen.

Westfälische Bierwaffeln

Für 6 Portionen

10 Eier
500 g Butter
400 g Zucker
1 Prise Salz
1 P. Vanillezucker
400 ml Schlagsahne
0,33 l helles Bier
500 g Mehl
Zitronenaroma

Eier trennen, Eiweiße steif schlagen und beiseitestellen. Butter, Zucker, Salz und Eigelbe schaumig rühren. Den Vanillezucker dazugeben, dann die Sahne. Alles gut vermischen. Nach und nach das Bier angießen. Das Mehl unterrühren. Das Zitronenaroma hinzufügen. Den Teig nicht zu dünn- und nicht zu dickflüssig machen. Vor dem Backen den Eischnee vorsichtig unterheben.

Saftiger Bierkuchen

4 Eier
600 Mehl
300 g Zucker
1 P. Backpulver
200 ml Bier
200 ml Öl
Bittermandelaroma
Butter zum Einfetten der Form
Mehl zum Einstäuben der Form
Puderzucker

Den Backofen auf 175 °C vorheizen.
Alle Zutaten gründlich verrühren, in eine eingefettete und eingestäubte Springform füllen und ca. 40 Minuten backen. Abkühlen lassen und mit Puderzucker bestreut servieren.

Getränke

Alkoholfreier Bier-Cocktail

Für 4 Gläser

80 ml Kokossirup
400 ml Ananassaft
240 ml Orangensaft
800 ml alkoholfreies Bier
Eiswürfel

Kokossirup, Ananas- und Orangensaft mischen, mit dem Bier auffüllen. Auf vier Gläser verteilen, Eiswürfel dazugeben und servieren.

Altbierbowle mit Erdbeeren

400 g frische Erdbeeren
250 ml Wasser
4 EL Zucker
2 l Altbier, gut gekühlt

Die Erdbeeren verlesen und putzen. Dann in ein Bowlegefäß geben. Das Wasser mit dem Zucker aufkochen. Der Zucker muss sich vollständig auflösen. Über die Früchte gießen. Kurz vor dem Servieren mit dem Altbier aufgießen.

Bier-Brause

Für 4 Gläser

zerstoßenes Eis
40 ml Grenadine
400 ml Ginger Ale
1 EL Limettensaft
560 ml alkoholfreies Bier
Limette zum Dekorieren

Vier große Gläser zu je ⅓ mit Eis füllen. Grenadine, Ginger Ale und Limettensaft auf die Gläser verteilen. Mit dem Bier auffüllen und umrühren. Gekühlt servieren, nach Belieben mit Limette dekoriert.

Erfrischende Bierbowle mit Zitronensaft

Für 4 Portionen

2 Bio-Zitronen
250 ml Wasser
125 g Zucker
125 ml Zitronensaft, frisch gepresst
125 ml Grapefruitsaft, frisch gepresst
1 Flasche helles Bier, eisgekühlt

Von den Zitronen die Schalen abreiben, die Früchte auspressen. Wasser und Zucker in einem Topf aufkochen, die Zitronenschalen dazugeben. Die Kochplatte ausschalten, die Mischung abkühlen lassen, abseihen. Zitronensaft und Grapefruitsaft unterrühren, im Kühlschrank kalt stellen. Kurz vor dem Servieren mit dem Bier auffüllen.

Kölsch Colada

Für 4 Gläser

zerstoßenes Eis
160 ml Cocoscreme
320 ml Ananassaft
160 ml weißer Rum
1–2 Flaschen Kölsch

Einen Cocktailshaker zu ¾ mit Eis füllen. Cocoscreme, Ananassaft und Rum dazugeben. Schütteln, auf Gläser verteilen und mit Kölsch auffüllen.

Prickelnder Schwarzbier-Cocktail

Für 4 Gläser

Eiswürfel
120 ml Apricot Brandy
120 ml Martini d'Oro
160 ml Ginger Ale
1–2 Flaschen Schwarzbier
½ Orange
Minze zum Garnieren

Die Gläser zu ¾ mit Eiswürfeln füllen. Brandy, Martini und Ginger Ale dazu geben. Mit dem Schwarzbier auffüllen und gut umrühren. Die Orange auspressen, den Saft auf die Gläser verteilen. Mit der Minze garniert servieren.

Anhang

Literatur

Biere der Welt
Michael Jackson, Dorling Kindersley, 2008

Die Bier-Apotheke
Aljoscha Schwarz, Ronald Schweppe, vgs, 1998

Die Ernährungstherapie der Hildegard von Bingen
Wighard Strehlow, Knaur MensSana, 2009

Die Heilkraft des Bieres
Heidelore Kluge, Herbig, 2008

Die Innere Medizin und das Bier – Eine Beitragsreihe
Verlag Jehle & Co, 1960

Weblinks

www.die-bierkenner.de
www.hopfenmalz.blogspot.de
www.koelner-brauerei-verband.de
www.aphorismen.de/suche?f_thema=Bier&seite=4
www.besser-bier-brauen.de
www.bier.ch
www.bier.de
www.bierdoktor.info
www.bierengezondheid.be
www.bierhefe.org
www.bier-lexikon.lauftext.de
www.biersekte.de
www.bierundwir.de
www.bogk-bier.de
www.brauen.de
www.brauer-bund.de
www.brauhaus-goslar.de
www.braukultur-franken.de
www.braulotse.de
www.braupartner.de
www.brautechniker.de
www.gose.de
www.hobbybrauer.de
www.wien-konkret.at/leute/hobby/bierkultur

Über die Autorin

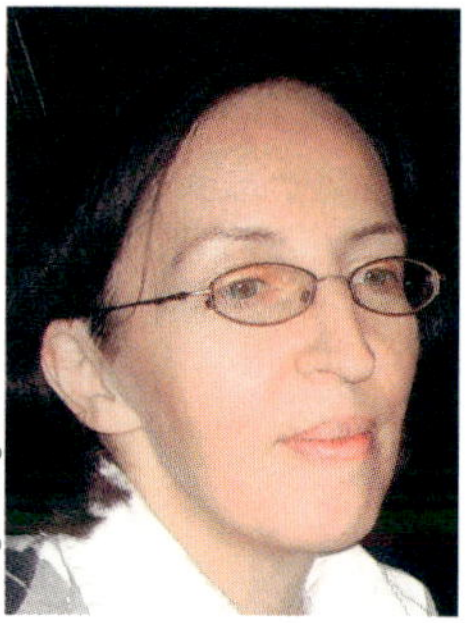

© Jürgen Ziegelmeir

Ellen Heidböhmer, Jahrgang 1963, ist Lektorin, Übersetzerin und Autorin. Seit vielen Jahren beschäftigt sie sich beruflich und privat mit Naturheilkunde. Bei Herbig veröffentlichte sie in der Hausapotheken-Reihe die erfolgreichen Ratgeber: *Gesund mit Ingwer, Heilpflanze Holunder, Heilen mit der Kraft des Meeres, Gesund mit Brennnessel, Löwenzahn und Rauke, Die Heilkraft von Salbei* und *Gesund und fit mit Zitrusfrüchten.* Sie lebt am Rand des Ruhrgebiets.

Bildnachweis

Alle Bilder von Shuttestock.com: Bild 1 © Valentyn Volkov, Bild 2 © Toniflap, Bild 3 © Africa Studio, Bild 4 © Shebeko, Bild 5 © Suto Norbert Zsolt, Bild 6 © Menzl Guenter, Bild 7 © Kuttelvaserova Stuchelova, Bild 8 © LianeM, Bild 9 © Magdanatka, Bild 10 © vanillaechoes, Bild 11 © Shaiith, Bild 12 © Brent Hofacker, Bild 13 © Brent Hofacker, Bild 14 © Vagengeim, Bild 15 © L.F, Bild 16 © sarsmis, Bild 17 © Wiktory, Bild 18 © TijanaM

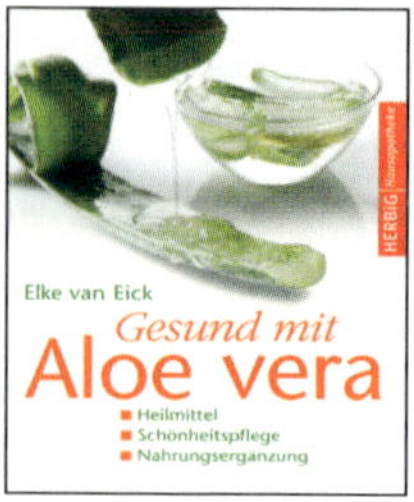

176 S., ISBN 978-3-7766-2541-7

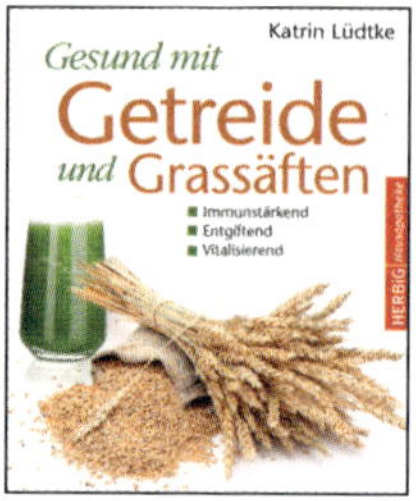

176 S., ISBN 978-3-7766-2731-2

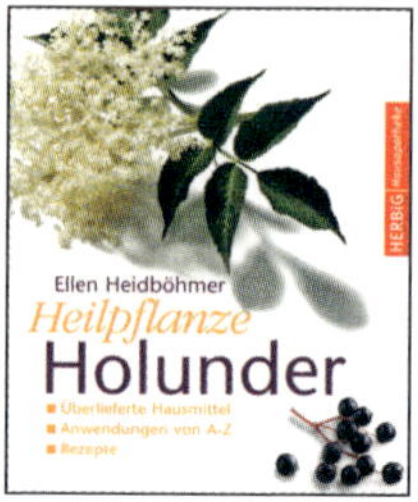

192 S., ISBN 978-3-7766-2518-9

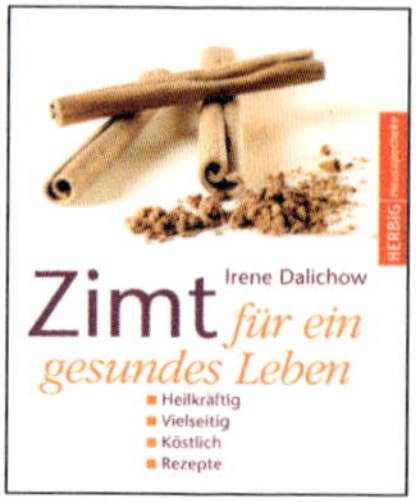

192 S., ISBN 978-3-7766-2499-1

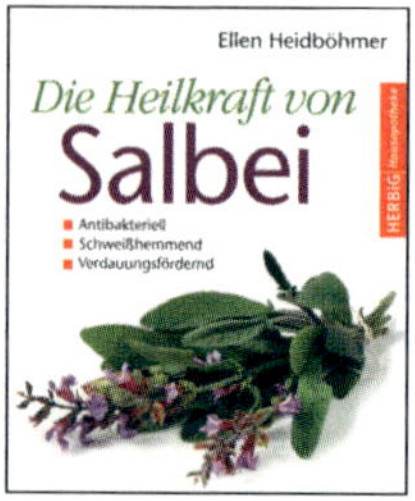

176 S., ISBN 978-3-7766-2696-4

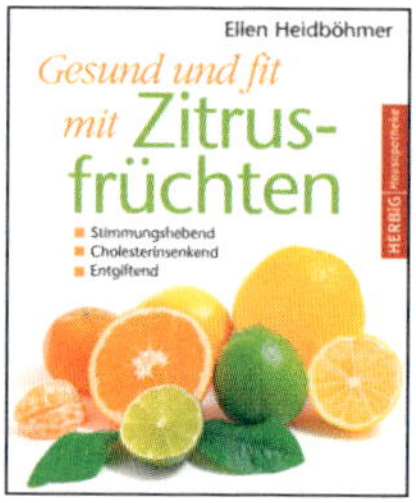

176 S., ISBN 978-3-7766-2740-4

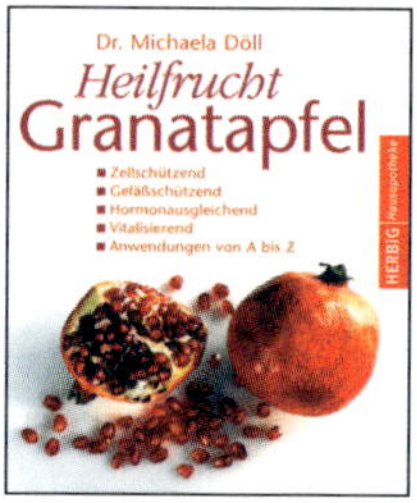

176 S., ISBN 978-3-7766-2548-6

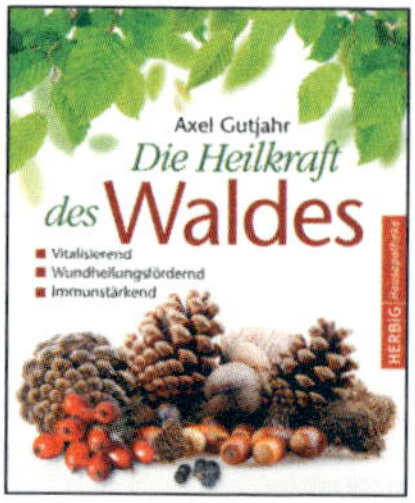

176 S., ISBN 978-3-7766-2739-8

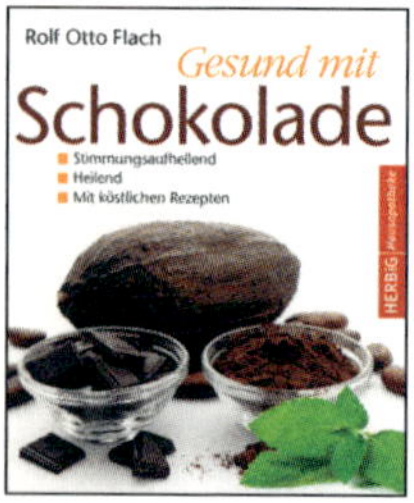

176 S., ISBN 978-3-7766-2749-7

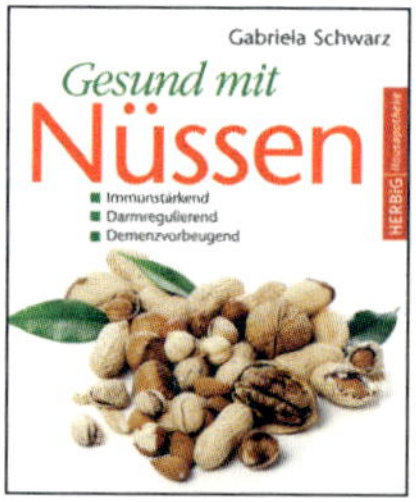

176 S., ISBN 978-3-7766-2701-5

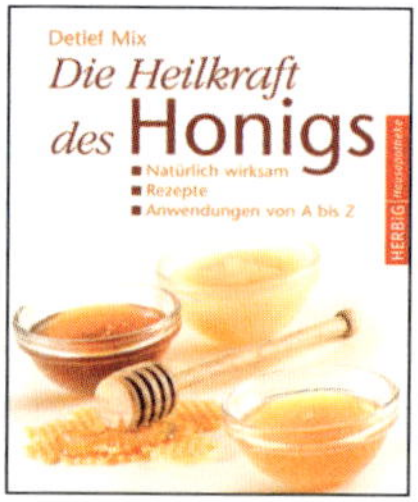

192 S., ISBN 978-3-7766-2498-4

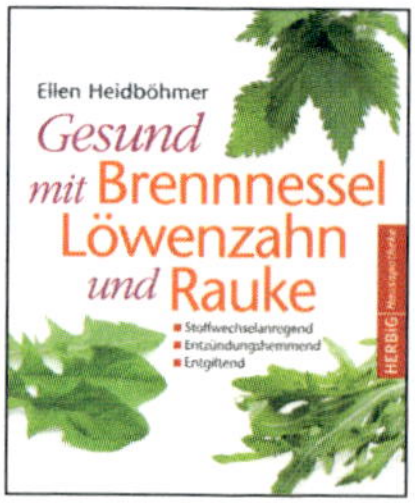

176 S., ISBN 978-3-7766-2664-3

Kompetente Hilfe aus der sanften Medizin

Informationen zu allen Herbig Hausapotheke-Ratgebern unter www.herbig-verlag.de